北京大学应用伦理学丛书

# 治愈中的
# 精神性

## 原因、方法、时机与内涵

〔美〕哈罗德·G.科尼格 著

赵秀福 译

Spirituality in Patient Care
(2nd edition)
Why, How, When, and What
Harold G. Koenig

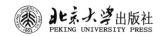

北京大学出版社
PEKING UNIVERSITY PRESS

著作权合同登记号　图字:01-2012-5361

图书在版编目(CIP)数据

治愈中的精神性:原因、方法、时机与内涵/(美)科尼格(Koenig,Harold G.)著;赵秀福译. —北京:北京大学出版社,2014.7
(北京大学应用伦理学丛书)
ISBN 978-7-301-24409-8

Ⅰ.①治…　Ⅱ.①科…②赵…　Ⅲ.①康复–精神疗法　Ⅳ.①R493

中国版本图书馆 CIP 数据核字(2014)第 137472 号

*Spirituality in Patient Care*:*Why*,*How*,*When*, *and What*(2nd edition)by Harold G. Koenig
First published by Templeton Press,West Conshohocken,Pennsylvania,U. S.
ⓒ Copyright 2007 by Harold G. Koenig,MD

All rights reserved. No part of this book may be used or reproduced,stored in a retrieval system,or transmitted in any form or by any means,electronic,mechanical,photocopying,recording,or otherwise,without the written permission of Templeton Press.

书　　　名:治愈中的精神性——原因、方法、时机与内涵
著作责任者:〔美〕哈罗德·G.科尼格　著　赵秀福　译
责 任 编 辑:王立刚
标 准 书 号:ISBN 978-7-301-24409-8/B·1208
出 版 发 行:北京大学出版社
地　　　址:北京市海淀区成府路 205 号　100871
网　　　址:http://www.pup.cn　新浪官方微博:@北京大学出版社
电 子 信 箱:sofabook@163.com
电　　　话:邮购部 62752015　发行部 62750672　出版部 62754962
　　　　　　编辑部 62755217
印　刷　者:北京大学印刷厂
经　销　者:新华书店
　　　　　　965 毫米×1300 毫米　16 开本　10.25 印张　158 千字
　　　　　　2014 年 7 月第 1 版　2014 年 7 月第 1 次印刷
定　　　价:29.00 元

# 目　录

# 引　言

与本书的首版一样,这一版意欲为那些有兴趣确认并满足病人的精神需求的医疗专业人士(health professionals, HPs*)提供一册简明教程。自从首版于2001年完成、并于2002年出版以来,出现了更多的关于宗教、精神性与健康之关系的研究,而且,在将研究成果合理地应用到临床实践的过程中,又出现了更进一步的探讨。在过去的5年中,我阅读了大量研究资料,打过交道的医疗专业人士(外科医生、护士、特遣牧师、教牧辅导师、社工人员、心理学家、辅导师、理疗师和职业治疗师、管理人员)团体以及教区神职机构足有数百个之多,因而,我对宗教与健康之间关系的了解又有了长足的进步。医疗专业人士还把他们感到最为棘手、因而也需要更多信息的领域告诉了我。

因此,我重新撰写并更新了首版的所有部分,以期能够提供关于如何把精神性纳入病人护理(patient care)过程这一领域中最新的研究成果和观点。自《宗教与健康手册》①于2001年出版以来,已经出版的相关的探讨、评论和研究性成果数以千计,所揭示的信息提升了我们的认识并提供了更为全面的指导。在网上用"精神性(spirituality)"、"宗教(religion)"、"宗教性(religiousness)"、"笃信宗教(religiosity)"这几个关键词搜索论文的结果是,仅在2001年到2005年之间发表的研究论文、评论和探讨文章就超过了5000多篇②。尽管由于从2000年以来教牧关怀杂志被放在了网上资料库

3

---

\* 作者用 HPs 一词指所有与医疗保健相关的专业人士,但在不引起误解的情况下,有时翻译为"医生"——译者注。

① H. G. 科尼格(Koenig)、M. 麦卡洛(McCullough)、与 D. B. 拉森(Larson)著,《宗教与健康手册》(*Handbook of Religion and Health*, New York: Oxford University, 2001)。

② H. G. 科尼格,《宗教、精神性与健康:机制初探》,载《护理的精神层面》,第二版,编者为 V. B. 卡森与 H. G. 科尼格(尚未出版)。

之中,这一数字可能不够准确,但教牧关怀类文章在其中仅占相当小的一部分。这一搜索完成于 2006 年初,之后这类出版物又发表了数百篇。

除了更新首版中的信息,本版为了还补充了相当多的内容,以便使本书不仅对从事基础护理、医疗和外科等专业的医生有价值,而且还能适宜于精神分析师以及其他从事心理健康的专业人士、护士、特遣牧师、教牧辅导师、社工、职业治疗师及理疗师。此外,新版还提供了一个便于在医学院和其他医疗专业人士培训项目中使用的标准教程,使用者可根据具体需要略加变通;本版的结束部分还提供了医疗专业人士可能会遇到的关于特定宗教传统的重要信息。

今天我们还需要一个这样的向导吗? 不妨先请考虑以下事实。医疗机构联合认证委员会(the Joint Commission for the Accreditation of Hospital Organizations, JCAHO)要求了解每一个获准入住急症医院或疗养院、或由家庭健康机构看护的病人的精神历史(spiritual history),而且精神历史必须记录在病历上。[3]《护理基础》一书的最新版在索引中就有 20 多处提到"精神性"[4]。北美护理诊断协会的《护理诊断》[5]《护理干预分类》[6]以及《护理结果分类》[7]各自都包含了具体的精神诊断、干预和结果的材料。同样,美国医学院协会也认为有必要对医学专业的学生进行训练,使其"认识到精神性、文化信仰和实践的作用,并将之应用到不同的临床情况下的病人护理之中,并且使他们认识到他们自身的精神性、文化信仰与实践可能影响到他们与病人打交道和为之提供护理的方式"[8]。美国现有 141 所医学院,有超过100 所开设了宗教、精神性与医学的选修或必修课程,其中包括约翰·霍普

---

③ 见该机构网站:http://www.jointcommission.org(最后更新时间为 2004 年 1 月 1 日)。

④ B. J. 柯泽尔(Kozier)、G. 厄尔布(Erba)、A. J. 伯曼(Berman)与 S. 斯奈德,《护理基础》(*Fundamentals of Nursing: Concepts, Process, and Practice*, 第 7 版, Englewood Cliffs, NJ: Prentice Hall, 2003)。

⑤ 国际北美护理诊断协会,《护理诊断:定义与分类 2007—2008》(*Nursing Diagnosis: Definitions and Classifications* 2007—2008 St. Louis, MO: Elsevier, 2006)。

⑥ J. M. 道奇特曼(Dochterman)、G. M. 布尔彻克编,《护理干预分类》(*Nursing Interventions Classification*, 第 4 版, St. Louis, MO: Mosby, 2003)。

⑦ S. 穆海德(Moorhead)、M. 约翰逊(Johnson)、M. L. 马斯(Maas)编,《护理结果分类》(*Nursing Outcome Classification*, 第 3 版, St. Louis, MO: Mosby, 2003)

⑧ 美国医学院协会,《医学的当代问题:医学中的交流》,《医学院目标计划报告第 3 期, 1999 年》,见 http://www.aamc.org/meded/msop/msop3.pdf, 第 25 页。

金斯、哈佛和斯坦福等大学在内。⑨

　　尽管如此,当今过问病人精神需求的医疗专业人士仍为数不多。在美国,仅有大约10%的医生经常或总是采录病人的精神历史,而接近50%的医生从未这样做过。⑩ 在危重或临终病人那里,这一状况也没有多大改观;即便是在笃信宗教的地区,也只有7%的这类病人的精神历史被医生记录在病历中。⑪ 尽管护理的历史起源由宗教而来,许多护士却也并不在意这些问题(直到20世纪之初,几乎全部的护理都是由宗教团体完成的,而且,在大不列颠联合王国,评估病人的精神需求的能力仍然是护士注册的一个条件)。⑫ 采录病人精神历史的护士所占的比例目前还不明确(由于医疗机构联合认证委员会的要求,这个任务往往落在护士的肩上),而且,我所说的精神历史并不单纯指记录病人所属教派或询问病人是否需要见特遣牧师。可以有把握地说,现在的护士并不去采录能够满足医疗机构联合认证委员会之最低要求的精神历史(相关研究详见第8章)。⑬ 鉴于超过四分之三的病人在住院期间⑭会表明其精神性或宗教需求这一事实,那么,一个需要思考的重要问题是:在医院这一背景中,该由谁来确认和满足这些需求?

　　被问及与病人交流这类问题的障碍时,医疗专业人士提供的一个共同答案是:医疗保险体系之内和之外都有人(特遣牧师和社区神职人员)从事这类工作,因而医疗专业人士不必插手。但这是真实的吗?尽管社区神职人员勇气可嘉,经常做些去看望因急症而被收诊在医院、已入住护养院或因

5

<hr>

⑨　C.M. 普查尔斯基(Puchalski),《精神性与医学:医学教育中的课程设置》,载《癌症教育杂志》(*Journal of Cancer Education* 21, no. 1, 2006:第14—18页),《约翰·邓普顿基金会报告》(*John Templeton Foundation Report*, West Conshohocken, PA: Templeton Foundation, 2006, 第68页)。

⑩　J. T. 奇布诺尔(Chibnall)、C. A. 布鲁克斯(Brooks),《宗教与临床:医生信仰的作用》,载《南方医学杂志》(*Southern Medical Journal* 94,2001:第374—79页);F. A. 柯林(Curlin)、M. H. 秦(Chin)、S. A. 塞勒格伦(Sellegren)、C. J. 罗池(Roach)、J. D. 兰拓思(Lantos),《医生协会的宗教特征及其在临床实践中对待宗教与精神性时的态度与自我描述的行为》,载《医学护理》(*Medical Care* 44,2006:第446—53页)。

⑪　D. E. 金(King)、B. J. 威尔斯(Wells),《临终问题与精神历史》,载《南方医学杂志》(96,2003:第391—93页)。

⑫　D. J. 赫福德(Hufford),《精神性、宗教与健康领域分析》(第1区分析报告,2005年,www.metanexus.net/tarp,第23页)。

⑬　医疗机构联合认证委员会网站(http//www.jointcommission.org,最后更新于2004年1月)。

⑭　G. 费切特(Fitchet)、L. A. 伯顿(Burton)、A. B. 西万(Sivan),《精神病患者的宗教需求和资源》,载《神经与心理疾病杂志》(*Journal of Nervous and Mental Disease*,185, 1997:第320—26页)。

病因在家中[15]的教区成员之类超乎寻常的事情,但他们没有接受相应的培训,因而无力应对急症或令人不能自主的慢性病发作过程中所出现的复杂的精神需求。而且,他们往往也没有时间去做这一切。今日无论是非英国国教的牧师、犹太教的拉比、伊斯兰教的伊玛目,还是天主教、圣公会或东正教的神父,手头都有许多其他要紧的事情等待处理,因而他们所面临的时间上的压力与医生和护士的时间压力并无不同。此外,许多病人可能并不经常光顾教堂,也没有神职人员去拜访他们,因此许多重症患者只能从离他们当地教堂很远的地方得到关怀。

为了应对住院病人的精神需求,特遣牧师接受了广博的训练。然而,迫于降低服务成本这一极大的压力,医院一直在减少其教牧关怀服务或者将其与社会服务结合起来。在一项长达七年多的、针对 370 个随机抽样的教牧关怀服务科室所进行的研究中,27% 的科室主任都提到了预算削减的问题。[16] 而且这一状况似乎有恶化的迹象。根据我最近与乔治亚州罗姆(Rome)市一位特遣牧师加利·巴彻勒的谈话,至少 15 年前,为帮助填补预算不足,乔治亚州精神病医院中所有的全职特遣牧师的职位都被撤销,[17] 而且这一状况至今仍未有改观。在过去的几年中,为防止成本超出预算,其他医院则完全取消了特遣牧师服务(例如在费城的有 541 个床位的哈尼曼大学医院)。其结果是,即便是在急症护理医院,也没有足够的特遣牧师来看望每一个病人及其家属并满足医院职工的需求。事实上,研究显示,在美国,只有大约 20%(从 10% 到 30% 不等)的入住急症医院的病人接受特遣牧师的服务。[18] 而且,大多数疗养院的职工中并没有特遣牧师,因而在门诊治疗或治疗精神病患者的情况下特遣牧师也就不容易找到。

---

[15] L. 范德克里克(Vandercreek)、B. 库克(Cooke),《教区神职人员在医院中的教牧关怀实践》,载《宗教的社会科学研究探索》(*Research in the Social Scientific Study of Religion*, 7, 1996:第 253—64 页)。

[16] L. 范德克里克(Vandercreek),《医疗改革对职业特遣牧师的影响及科室主任的应对措施》,载《医疗保健特遣牧师服务杂志》(*Journal of Health Care Chapliancy* 10, 2000 年第 1 期,第 7—17 页)。

[17] J. 贝利(Bailey),《立法机关批准了预算削减,因而危及州中部的特遣牧师计划》,载出版于乔治亚州米利治威尔市的《联合记录》(*Union-Recorder*, 1991 年 8 月 29 日,第 1 页);心理健康牧师协会,《麻烦又来了:乔治亚州的危机》,载《心理健康牧师特遣牧师协会简报》(*AMHC Newsletter* 3, 第 10 期,1991 年 9 月,第 1 页)。

[18] K. J. 弗兰内里(Flannelly)、K. 加里克(Galek)、G. F. 汉德佐(Handzo),《医院病人的精神需求在多大程度上得到了满足?》,载《国际精神病学杂志》(*International Journal of Psychiatry in Medicine* 35, 2005 年第 3 期,第 319—23 页)。

　　如果神职人员和特遣牧师没有能力对大多数病人进行评价,那么,则必须有人能够做到这一点。不是特遣牧师的医疗专业人士可以帮忙,简单地评估每一个病人,了解可能影响医疗护理的宗教或精神信仰,确认可能干扰和影响康复的精神需求,并把那些有精神需求的病人转诊给特遣牧师或其他教牧关怀专家。哪一位医疗专业人士应当负责这一筛查(采录简单的精神历史)呢?

　　有足够的理由可以认为:作为医疗团队的头领,医生应当负责开始与病人的谈话,并确认需要进一步关注的精神需求。因为所有的病人都需要这样的筛查,而且许多信息都与医疗护理和医疗决策相关,医生就处在非常理想的位置,在决定是否需要住院或对重症或慢性病患者进行评价时,可以方便地进行精神历史的采录。如果医生没有能够完成这一任务,实际上,当今90%的医生都未能做到,那么,这个任务只能落到护士的肩上了。如果护士也未能完成,那么,社会工作者或其他来帮忙并经常与病人定期见面的其他医疗专业人士则必须完成这一任务。需要记住的是,不是特遣牧师的医疗专业人士仅仅是被要求做一个简短的**筛查**评估,而不是一个全面的评估,全面的评估是在出现相应问题并需要转诊时才由受过专门医疗训练的特遣牧师来做的事情。[19] 由于当今大多数医院甚至难以达到医疗机构联合认证委员会制定的采录病患的精神历史的最低要求,因此,难怪像甘尼报业(Press Ganey)这样的机构所进行的病人满意度调查会发现:对于病人住院期间的情感和精神需求的满足,在临床护理各种指标中被列为最低,因而也最迫切需要提高质量。[20]

　　医疗专业人士之所以说他们不采录精神历史,理由有很多。与病人谈论这一话题时他们感觉不适应;他们不明白自己为什么应当负责搜集这类信息;他们不知道如何或何时采录精神历史,害怕占用太多时间,不知道如何对待所获取的信息,也不知道如何应对病人可能提出的问题。换言之,他们缺少必要的训练,认为宗教/精神因素不在他们专长范围之内,因而对于人们对他们的期望感到困惑。本书之宗旨就是对这类困惑与问题进行阐释和解答。

---

[19]　G. 汉德佐(Handzo)、H. G. 科尼格,《精神护理:到底是谁的职责?》,载《南方医学杂志》(*Southern Medical Journal* 97,2004 年,第 1242—44 页)。

[20]　P. A. 克拉克(Clark)、M. 德雷恩(Drain)、M. P. 马龙(Malone),《应对病人的情感与精神需求》,载《质量与安全联合委员会杂志》(*Joint Commission Journal on Quality and Safety* 29,2003 年,第 659—70 页)。

解决病人护理中的精神问题,是以病人为中心的医学的自然延伸。[21]在本书中,我解释了这样做的原因、方法、时机和具体的内容。最起码,本书能够为医疗界的专业人士提供必要的训练,使得他们能够敏锐而裕如地发现那些有精神需求的病人,开始就这类问题与病人进行沟通,并知道何时该把这些病人介绍给那些受过专门训练的精神护理方面的专业人士,从而让他们以一种更为恰当的方式满足病人的精神需求。

**原因**　为什么医疗界的专业人士应当认识到精神问题是例行的病人护理的一个部分,并做好准备去应对此类问题?在第 1 章中,我从 6 个方面进行了阐述:(1)为什么许多病人希望医疗界的专业人士能够认识到其宗教信仰或精神追求的历程?(2)为什么病人普遍有宗教信仰,而且其信仰有助于他们应对疾病?(3)为什么已住院的病人往往失去了与宗教社群的联系,并因此而需要替代性的满足其精神需求的方式?(4)为什么宗教信仰可能影响医疗决策,有时候还可能与医疗手段相冲突,并进而影响医患关系(影响患者遵从医疗界专业人士嘱咐的程度)?(5)为什么宗教信仰和实践往往以这样或那样的方式影响身心健康的结果?(6)为什么宗教所牵扯的诸方面的事情决定着病人在社区中可能得到什么样的帮助和关怀?这六个方面的原因凸显了医疗界人士接受这一领域训练的必要性。这一章的结尾简述了医生应对精神需求问题时的感受,并简要介绍了他们目前所做的事情。

**方法**　不是特遣牧师的医疗专业人士如何将精神性纳入病人护理之中?"精神性"的准确定义是什么?在第 2 章中,我描述了采录精神历史的具体做法。我认真地思考了最需要采集的信息。我还提供了采录精神历史时需要的若干种评估工具,说明了最合适使用这些工具的临床环境,并指出了各种工具的优势。随后,我还探讨了医疗专业人士可以采取的明智的干预措施以及具体做法,包括精打细算地运用各种资源,支持病人的精神信仰,介绍他们接受教牧服务,在某些最为严格的条件已具备的情况下,与病人一起祈祷。我还探讨了如何并在什么情况下对这类信息进行记录(目的是避免重复劳动,也避免引起病人的不愉快)。

**时机**　在第 3 章中,我探讨了有关采录精神历史以及进行相应干预的

---

[21]　C. 梅(May)、N. 米德(Mead),《以病人为中心:历史的回顾》,收录于 C. 道里克(Dowrick)、I. 弗斯(Firth)主编的《一般实践与伦理:不确定性与责任》(*General Practice and Ethics*: *Uncertainty and Responsibility*, London: Routledge, 1999,第 76—90 页)。

时机选择的若干重要问题。在进行医学评估的过程中,什么时候该采录精神历史——它在病人主要疾病、现有病史、家族史、社交史、体格检查、总结报告中的位置如何,或者何时该把它看作是一份与常见的病历分离开来的独立评估材料? 是否某些种类的病人或环境更为合适(例如,来去疣的年轻人、来做产检的孕妇、来保健的老年人,或是已经入住医院、疗养院或临终关怀医院的病人)? 医生采录病人精神历史的频度应是多少:是仅有一次并永不重复,或是一次不落,还是只在选定的时间进行? 何时适合与病人一起祈祷,并且必须满足什么样的条件方可进行? 何时才必须转介病人接受教牧服务?

**内容** 采录病人的精神历史有什么益处呢? 评估病人的精神需求可以预期达到什么效果? 以近期研究为基础,第 4 章探讨了采录简要的精神历史可能对病人应对疾病的能力、医—患关系、病人遵从医嘱的情况,以及更为宽泛意义上的疗救过程和对于治疗的反应所产生的影响。本章对积极的和消极的结果都进行了探讨,这包括对于医疗专业人士的益处。医疗专业人士处理精神问题时可能会遇到的令人感到不适应的临床环境也得到了探讨,并对合适的应对方式进行了说明。

**边界与障碍** 在这一领域中,不是特遣牧师的医疗专业人士能够做些什么? 在第 5 章中,我对他们可以发挥其用武之地的范围进行了探讨。此处所探讨的问题涉及边界上的思虑、专长范围以及若忽略这类问题所可能带来的后果等。是否存在医疗专业人士不应当逾越的伦理边界? 医疗专业人士的专长是否有举足轻重的作用? 是否存在难以界定而必须逐一对待的区域? 当医疗专业人士在简单的评估之外再尝试满足病患的精神需求,或实施更为高级的精神干预时会遭遇到什么样的陷阱和危险? 怎样才可能避免这些问题? 妨碍医疗专业人士应对宗教或精神问题的阻力、恐惧和忧虑有哪些? 这种担忧是否有依据?

**宗教(或精神性)在什么情况下是有害的** 毫无疑问,宗教可能有消极的作用,而这正是我在第 6 章所探讨的内容。是否存在宗教信仰果真能够干扰医疗关护,导致健康问题或恶化疾病状况的时候? 医疗专业人士如何以敏锐、细致而有效的方式解决这类问题? 关于宗教可能导致的危害已经有很多的探讨,但关于"精神性"的探讨有哪些呢? 精神性是一个比"宗教"更具有政治正确性的术语,它也可能带来危害吗? 询问宗教或精神性话题,或在这些领域对病人进行干预,可能使病人的焦虑增加,引发内疚感,或对病人产生其他方面的不利影响,这样的状况果真存在吗? 是否有真实的例子,这样的例子时有发生吗?

**特遣牧师与教牧关怀** 专业的特遣牧师是唯一接受过如何应对病人的精神需求之训练的医疗专业人士,他们在医疗系统内独特的资质与位置使得他们既与其他医疗专业人士区别开来,也与社群中的神职人员区别开来,从而使他们成为有专长的顾问。事实上,世界卫生组织在其《国际疾病分类》(ICD)的若干版本中颁布了教牧干预准则(评估—96186,职位—96187,咨询/教育—96087,仪式/礼拜—96109)。[22]持有证书的特遣牧师所接受的训练,等同于或超过了许多其他医疗专业人士为获得资格所花费的时间。在第 7 章中,我探讨了特遣牧师、教牧辅导师和社区神职人员在全面地评估和解决病人的精神需求方面所扮演的角色。我还探讨了他们在满足医院工作人员的情感和精神需求方面的作用以及他们在医院中所完成的其他职能。最后,我还探讨了为辨认并解决病人住院期间和获准出院之后的精神需求,医疗专业人士被要求去履行的职责、特遣牧师与教牧辅导师接受训练而履行的职责以及社区神职人员的职责之间相互重叠的部分。

**护士护理中的精神性** 在病人住院期间,护士在辨别其精神需求方面扮演着极为重要的角色。此外,直到 20 世纪初,护理生病的人是有宗教情怀的女性的工作,而且,在之后的 50—75 年中,也就是说,在护理具有专业化色彩,并讲求所谓科学标准之前,护理的许多方面都持续强调宗教因素的重要性。因此,若考虑到护理这一职业源自于宗教修会这一事实,评估和满足精神需求则显得是护士工作的一个自然而然的部分。然而,在过去的 30 几年中,这些宗教性的渊源几乎丧失殆尽。只是在最近才重新出现了对于护士所呈现出的精神性的兴趣和研究,包括在病床边(例如祈祷,富有同情心的护理)或社区内(例如教区护理)进行的干预。在第 8 章中,我将简要地探讨护士在满足病人的精神需求方面应当做些什么,并向那些需要这一领域的更多深度信息的人提供相关资源。本章还探讨了护士与特遣牧师的关系。

**社会工作中的精神性** 许多社会工作者都对如何确保辨认并满足病人及其家人的精神需求感兴趣。由于经常在全国范围内对医疗专业人士发表演讲,我注意到参加会议的社工越来越多。第 9 章探讨了医学社工在辨认

---

[22] L. B. 凯里(Carey)、C. J. 纽厄尔(Newell)、B. 朗博尔德(Rumbold),《疼痛控制与澳大利亚的特遣牧师服务》,载《疼痛与症状管理杂志》(*Journal of Pain and Symptom Management* 32,第 6 期,2006,第 589—600 页)。

病人及其家人的精神需求,并在病人回家(或获准去疗养院)之后确保满足他们在住院期间已被辨认的精神需求。病人在来到一个不同的生活环境之后,社区内的社工也能够在辨别并满足其精神需求方面发挥作用,本章也对此进行了探讨。

**康复中的精神性**　病人在经受伤害、事故、中风或外科手术之后,还要经历一个紧张的、消耗性极强的而又往往是痛苦的康复过程,其中精神因素在保持病人的动力和信心方面可以发挥重要的作用。理疗师和职业治疗师在他们的病人身上目睹了这一点,因而他们对解决病人的精神问题具有相当大的兴趣。全美和国际性的一些实行会员制的协会设立的宗旨,除了培育并保持其会员自身的精神性,就是帮助康复专家把精神性纳入其工作之中。第 10 章依据治疗师自身所进行的系统研究梳理了可能对这一领域的治疗师有价值的资料。

**心理健康护理中的精神性**　从事心理健康的专业人士在护理有精神疾病的病人时可以发挥怎样的作用,是第 11 章专门进行探讨的内容。本章审视了神职人员所能提供的心理健康服务的有关信息,探讨了心理健康服务供应者与宗教专业人士之间的冲突。所探讨的重要问题包括:精神疾病患者的精神历史包括什么内容? 治疗师如何解决实施精神疗法过程中出现的精神问题? 在这一领域进行的精神干预与对非精神疾病患者实施的精神干预是相同的还是不同的? 是否存在特定的问题,其边界需要心理健康的专业人士比医疗服务供应者付出更多的耐心,才能够加以应对?

课程设置样板　当今的医疗、护理、社工和康复训练方案都包含了宗教、精神性和保健的选修或必修课程。目前,还不存在被广泛使用的、向医生讲授如何把精神性纳入治疗与护理过程中去的课程设置,也不存在任何其他医疗专业人士共同使用的课程设置。在应该向医疗专业人士讲授什么这一问题上共识的缺失,是对这一领域的严重制约。为弥补这一缺失,第 12 章勾勒了一个基础性的、包括 10 个时段的课程设置样板,该样板探讨了如何开设宗教、精神性和医学课程的问题,涵盖了本书所使用的大部分材料。我还探讨了如何对这一基本课程设置进行改编,从而把它用于培训护士、社工人员和康复治疗师的问题。

**有关宗教的信息**　在一个越来越多元化的社会中,医疗专业人士必须照顾来自众多不同宗教传统(或没有任何宗教传统)的病人,而这些传统往往对围绕分娩、饮食、疾病和死亡等环节的医疗保健做法有着特殊的规定。对正统的犹太教徒、虔诚的穆斯林或印度教教徒来说,都有一些必须遵守的仪式。医疗专业人士应当有一个简明扼要的信息来源，以便让他们知晓每一个主要的宗教群体所恭敬奉行的传统。这一版增加这部分内容的目的就是为了满足这一需求＊。

本书最后一章则提供了一个意欲把精神性纳入治疗与护理过程的医疗专业人士所应当明白的最为重要的几点进行了简明的概括，这包括16点关键认识，读者诸君在掩卷之后可能会与他们的学生分而享之。这部分篇幅可以加以复印并散发，对此有兴趣的医疗专业人士需要具备什么样的认识，这部分可以充当一个简要的概括。

医疗专业人士该具备什么样的知识，才能够裕如地解决其治疗与护理过程中出现的宗教和精神问题？尽管本书未能面面俱到，做出详尽的回答，但作为一个起始点，它已经克尽其功，而且，它还为那些意欲进一步完善其技能的读者指出了获取有价值资源的方向。

14

---

＊ 因这一章内容过于具体，对我们理解这一话题的参考价值反而不大，所以没有翻译这一部分——译者注。

# 第1章

# 为什么应当容纳精神性

为什么在护理过程中应考虑精神性？为什么一个医疗专业人士会花时间去满足病人的精神需求或支持其宗教信仰？医疗专业人士在决定着手处理病人的精神问题之前,需要对这类问题做出清楚而不含糊的回答。其理由有以下六个：

1. 许多病人是有宗教信仰的,或是注重精神的,希望其精神性在其医疗保健过程中得到关注。

2. 宗教会影响病人应对疾病的能力。

3. 病人,特别是在住院之后,往往就被动地脱离了他们所属的宗教社群。

4. 宗教信仰影响医疗决策,并可能与医疗决策相冲突。

5. 宗教与身心健康有着千丝万缕的联系,因而可能影响健康的结果。

6. 宗教影响社群中的医疗状况。

## 许多病人是有宗教信仰的

在美国的医疗背景下,很多病人是有宗教信仰的,因而具有精神需求。根据盖洛普(Gallup)1996年的一份调查,超过96%的美国人相信上帝,超过90%的人做过祷告,将近70%的人是教会成员,并且有超过40%的人在过去的七天内曾去过教堂、犹太会堂或寺庙。[①] 与此类似,盖洛普2006年9

---

① 普林斯顿宗教研究中心,《美国的宗教》(*Religion in America*, 1996,普林斯顿,新泽西:民意调查)。

月的一份民意调查显示,57% 的美国人说宗教对于他们非常重要,而就 65 岁以上美国人来看,这一数字上升到了 72%。[2] 即便病人是没有宗教信仰的,他们还很可能把自己描述为注重精神的,因为每五个美国人中就有一个人认为自己是"注重精神的但没有宗教信仰的"[3]。这一点不太适合于年龄大一些的成人,他们往往是传统意义上的有宗教信仰的人,而且倾向于把精神性等同于宗教。一项 2004 年针对 838 名 60 岁或以上的住院病人的研究显示,88% 的病人说他们既是有宗教信仰的又是注重精神的,7% 说他们注重精神但没有宗教信仰,3% 说他们是有宗教信仰的但不注重精神。仅有 2% 的病人说他们既没有宗教信仰,也不注重精神。[4]

不仅绝大多数病人是有宗教信仰的,而且这些人当中的许多人有精神需求,也希望他们的这些需求在其治愈过程中得到满足。对许多人而言,注重精神是他们之为他们的一部分——这构成了他们作为人的身份的根基,赋予他们的生命以意义和目的。当疾病威胁到人们的生命或生活方式之时,精神需求就显得尤为紧迫。在研究调查了 101 例芝加哥医院的精神病科和普通住院病人或手术住院病人后,研究人员发现绝大部分的精神病患者(88%)和普通住院病人/手术住院病人(76%)在住院治疗期间表达出三种甚至三种以上精神需求。[5] 忽视精神维度就等同于忽视病人所处的社会环境及心理状态,因而会导致针对"整个的人"治疗的失败。

现有关于病人对解决精神需求的医疗专业人士之态度的资料,大都是针对内科医生(physician)的(目前针对其他医疗专业人士的资料很少,本书第 8—10 章做了概括)。在对入住美国东部的两家医院的 203 名家中就医的病人进行研究之后,金和布希维克报告说,大约有三成(77%)的病人认为内科医生应当考虑他们的精神需求,并且有 37% 的病人希望医生与他们

---

② F. 纽波特(Newport),《宗教对黑人、妇女和美国老年人尤为重要》,载盖洛普 2006 年民意调查,其网站为 http://brain.gallup.com/content/default.aspx? ci = 25585。

③ R. C. 福勒(Fuller),《注重精神但没有宗教信仰》(*Spiritual but Not Religious*, New York: Oxford University Press,2005)。

④ H. G. 科尼格(Koenig)L. K. 乔治(George)、P. 泰特斯(Titus),《宗教、精神性与健康:以生病入院的老年病人为例》,载《美国老年病学协会杂志》(*Journal of the American Geriatrics Association* 52,2004 年,第 554—62 页)。

⑤ G. 费切特(Fitchett)、L. A. 伯顿(Burton)、A. B. 西万(Sivan),《精神病患者的宗教需求与所需资源》,载《神经与精神病科杂志》(*Journal of Nervous and Mental Disease* 185,1997 年,第 320—26 页)。

就宗教信仰问题进行更多的讨论。⑥ 其他一些研究显示,有 33%—84% 的病人认为内科医生应当根据以下三种情况询问有关宗教或精神信仰的问题:(1)就诊的环境和疾病的严重程度(是例行检查,或是急症住院,还是疾病晚期);(2)病人信奉的特定宗教;(3)病人信仰宗教的虔诚程度。⑦在一项针对内科门诊病人的调查中,调查人员调查了 380 名在德克萨斯州中部和北卡罗莱纳州中南部的家庭医学诊所接受过护理的病人。⑧ 就接受调查的人数而言,73% 的病人认为病人应当把他们的宗教信仰情况告诉给医生。在一项针对康涅迪格州耶鲁—纽黑文医院的 HIV/AIDS 病房中的 90 位HIV 阳性病人的研究中,他们中大部分(53%)被测试者认为病人与医生谈论其精神需求具有重要的作用。⑨《美国周末》杂志对遍及全美的 1000 名成人的态度进行了民意测验。⑩ 调查人员问及美国人是否认为医生应当向病人讲精神信仰的问题。接近三分之二(63%)的人认为医生应当这样做。在年龄大一些(55—64 岁之间)的人那里,这一数字略有上升,达到 67%。

有趣的是,有 66%—81% 的病人认为,如果内科医生问及他们的宗教/ 17

---

⑥ D. E. 金(King)、B. 布希维克(Bushwick),《住院病人对信仰康复和祈祷的信念与态度》,载《家庭医学杂志》(*Journal of Family Practice* 39,1994 年,第 349—52 页)。

⑦ C. D. 麦克莱恩(MacLean)、B. 萨希(Susi)、N. 费福尔(Phifer)、L. 舒尔茨(Schultz)、D. 拜纳姆(Bynum)、M. 弗兰科(Franco)、A. 科辽泽(Klioze)、M. 门罗(Monroe)、J. 加勒特(Garret)、S. 塞克特(Cykert),《病人对内科医生关于精神性讨论与实践的偏好》,载《普通内科学杂志》(*Journal of General Internal Medicine* 18,2003 年,第 38—43 页);金、布希维克,《住院病人对信仰康复和祈祷的信念与态度》;T. P. 达莱曼(Daaleman)、D. E. 尼斯(Nease),《病患对内科医生探讨精神与宗教问题的态度》,载《家庭医学》(*Journal of Family Medicine* 39,1994 年,第 564—68页);T. A. 莫根斯(Maugans)、W. C. 沃德蓝(Wadland),《宗教与家庭医学:内科医生与病患调查》,载《家庭医学》(*Journal of Family Practice* 32,1991 年,第 210—13 页);B.E. 米勒(Miller)、B. 皮特曼(Pittman)、S. 斯特朗(Strong),《妇科癌症患者的心理社会需求及其对内科医生在满足这些需求方面的作用的看法》,载《国际妇科癌症杂志》(*International Journal of Gynecologic Cancer* 13,2003 年第 2 期,第 111—19 页);O. 奥雅玛(Oyama)、H. G. 科尼格,《家庭医学中的宗教信仰与实践》,载《家庭医学档案》(*Archives of Family Medicine* 7,1998 年,第 431—35 页);J. L. 汉密尔顿(Hamilton)、J. P. 莱文(Levine),《新异教徒病患对内科医生谈论精神性的偏好》,载《家庭医学》(*Family Medicine* 38,2006 年第 2 期,第 83—84 页)。

⑧ 奥雅玛、科尼格,《家庭医学中的宗教信仰与实践》。

⑨ L. C. 卡德金 (Kaldjian)、J. F. 詹克尔(Jekel)、G. 弗里德兰(Friedland),《HIV 阳性病人的临终决策:精神信仰的作用》,载《艾滋病》(*AIDS* 12,1998 年第 1 期,第 103—7 页)。

⑩ T. 麦克尼克尔(McNichol),《医学中的新信仰》,载《美国周末》(*USA Weekend*,1996 年 4 月 5—7日,第 5 页)。

精神信仰的话,他们会对医生更加信赖。⑪ 其他研究则表明,当医生这样做时,医患关系有了极大的改善。⑫进行此类询问的部分理由是:对于相当大一部分(45—73%)病人来说,病情极为严重(详见后文)时,宗教信仰可能影响他们的医疗决策。⑬

病人对待与医生一起祈祷的感受差异也比较大,表示赞成的区间为19%—78%,主要受病人所处的环境、疾病的严重程度以及信仰的虔诚程度的制约。⑭ 例如,在耶鲁大学主持的 HIV/AIDS 病人研究项目中,46%的病人表示,若有机会与他们的医生一起祈祷会对他们有帮助。⑮ 总的来说,病情更重、信仰更为虔诚的病人希望与负责他们治疗的医疗专业人士一起祈祷。然而,仅有 10—20% 的病人表示,医生问询过他们的精神问题甚或与他们一起祈祷过。⑯

尽管很多病人希望医疗专业人士来了解他们的宗教或精神信仰,那些不想与医生探讨此类问题的病人也相当可观(约有四分之一到二分之一)。在一项研究中,那些还不是病人的人有超过三分之二表示,若生病严重时,他们会想找个人谈谈精神方面的忧虑。⑰ 然而,大部分人还是希望与他们的牧师而不是医生进行这方面的探讨。不幸的是,在当病人置身医院的环

---

⑪　J. 艾曼(Ehman)、B. 奥特(Ott)、T. 肖特(Short)、R. 查穆帕(Ciampa)、J. 汉森—弗兰辰(Hansen-Flaschen),《若病情严重,病人希望医生询问他们的精神或宗教信仰吗?》,载《内科医学档案》(*Archives of Internal Medicine* 159,1999 年,第 1803—6 页);汉密尔顿、莱文,《新异教徒病患对内科医生谈论精神性的偏好》。

⑫　J. L. 克里斯泰勒(Kristeller)、M. 罗德斯(Rhodes)、L. D. 克莱普(Cripe)、V. 史特(Sheets),《得到肿瘤学家帮助的精神干预研究:病人的接受程度与效果的初步证据》,载《国际精神病学与医学杂志》(*International Journal of Psychiatry in Medicine* 35,2005 年,第 329—47 页)。

⑬　艾曼等人,《若病情严重,病人希望医生询问他们的精神或宗教信仰吗?》;汉密尔顿、莱文,《新异教徒病患对内科医生谈论精神性的偏好》。

⑭　麦克莱恩(MacLean)等人,《病患对内科医生关于精神性讨论与实践的偏好》;金、布希维克,《住院病人对信仰康复和祈祷的信念与态度》;奥雅玛、科尼格,《家庭医学中的宗教信仰与实践》;汉密尔顿、莱文,《新异教徒病患对内科医生谈论精神性的偏好》;科尼格、M. 斯迈利(Smiley)、J. 冈乍尔斯(Gonzales),《宗教、健康与老龄化》(*Religion, Health and Aging*,Westport, CT: Greenwood Press, 1988 年)。

⑮　卡德金等,《HIV 阳性病人的临终决策:精神信仰的作用》。

⑯　T. 麦克尼克尔,《医学中的新信仰》;艾曼等人,《若病情严重,病人希望医生询问他们的精神或宗教信仰吗? 金、布希维克,《住院病人对信仰康复和祈祷的信念与态度》。

⑰　C. J. 曼斯菲尔德(Mansfield)、J. 米歇尔(Mitchell)、D. E. 金,《医生是上帝派来的修理工:美国东南部的宗教信仰》,载《社会科学与医学》(*Social Sciences & Medicine*, 54,2002 年第 3 期,第 399—409 页)。

境,需要与人谈论这类问题的时候,牧师却并不容易找到。而且,与医生"谈论"宗教信仰,和内科医生或其他医疗专业人士问询这类信仰,并不是一回事。其他一些研究表明,对于医疗专业人士的问询,很多病人是乐于接受的。当然,在医疗专业人士裕如地解决病人的医学问题之前,大部分病人并不希望他们问询或探讨精神问题。[18]

18

## 许多病人对于宗教的依赖

宗教不仅对许多人的身份认同至关重要,它还经常被用来帮助人们同人生的困境作斗争。一份全国性的盖洛普民意测验显示,将近 80% 的美国人认为"我从宗教信仰中获得了巨大的慰藉和支持"这一说法是完全或基本正确的(尤其是 65 岁以上的人,他们当中有 87% 的人对此说法会认同这一说法)。[19] 2001 年 9 月 11 日恐怖袭击一周之后进行的一个覆盖全美的随机的民意调查显示,90% 的美国人为克服这类事件带来的压力而转向了宗教。该报告发表于《新英格兰医学杂志》。[20] 与此相类似,在美国的某些地区,超过 90% 的病人认为,宗教信仰和实践是他们应对并了解身体疾病的重要途径,而且超过 40% 的病人认为宗教信仰是支撑他们战胜疾病最重要的力量源泉。[21] 研究表明,宗教应对方式被病人广泛运用,尤其是被那些罹

---

[18]  麦克莱恩(MacLean)等人,《病患对内科医生关于精神性讨论与实践的偏好》。

[19]  普林斯顿宗教研究中心,《美国的宗教》(*Religion in America*)。

[20]  M. A. 舒斯特(Schuster)、B. D. 斯泰恩(Stein)、L. H. 杰科克斯(Jaycox)、R. L. 柯林斯(Collins)、G. N. 马歇尔(Marshall)、M. N. 艾略特(Elliott)、A. J. 周(Zhou)、D. E. 坎诺斯(Kanouse)、J. L. 莫里森(Morrison)、S. H. 贝里(Berry),《2001 年 9 月 11 日恐怖袭击之后全美压力应对调查》,载《新英格兰医学杂志》(*New England Journal of Medicine* 345,2001 年,第 1507—12 页)。

[21]  科尼格,《住院老年病人的宗教信仰和实践》,在《国际老年精神病学杂志》(*International Journal of Geriatric Psychiatry* 13,1998 年,第 213—24 页)。

患心脏病㉒、关节炎㉓、肾病㉔、囊肿性纤维化㉕、糖尿病㉖、癌症㉗、妇科癌症㉘、HIV/AIDS㉙、慢性疼痛㉚、晚期疾病㉛的患者,以及入住疗养院的病人㉜和痴呆症护理人员㉝所广泛应用。

"宗教应对方式"到底指的是什么?顾名思义,就是运用宗教信仰或宗教习俗来减轻现实生活中的丧失和变故所造成的精神困扰。病人可能会把他们的问题"拱手"交给上帝,相信上帝会妥善处理,因而他们就不需要再劳心费神。他们还可能相信上帝有意识地让他们饱受伤痛折磨,这使得罹患疾病本身具有了意义,也使病痛易于忍受。诸如此类的一些宗教认知都

㉒ T. L. 叟迪亚(Saudia)、M. R. 基尼(Kinney)、K. C. 布朗(Brown)、L. 扬-沃德(Young-Ward),《健康控制中心与祷告的益处》,载《心脏与肺》(*Heart and Lung* 20,1991 年,第 60—65 页)。

㉓ T. A. 克洛南(Cronan)、R. M. 坎普蓝(Kaplan)、L. 波斯纳(Posner)、E. 朗姆伯格(Lumberg)、F. 科金(Kozin),《在大都市社区使用非传统方法治疗关节炎的普及性》,载《关节炎与风湿症》(*Arthritis and Rheumatism* 32,1989 年,第 1604—7 页)。

㉔ A. P. 提科斯(Tix)、P. A. 弗莱泽(Frazier),《用宗教缓解生活压力:主要效果、调节和缓解》,载《咨询与临床心理学杂志》(*Journal of Consulting and Clinical Psychology* 66,1997 年,第 411—22 页)。

㉕ R. S. 斯泰恩(Stein)、E. R. 康达(Canda)、C. F. 杜舒科(Doershuk),《非药物治疗方法在囊肿性纤维病人治疗中的应用》,载《青少年健康杂志》(*Journal of Adolescent Health* 13,1992 年,第 612—15 页)。

㉖ 扎迪瓦、斯牧卢委茨,《宗教信仰和偏方对非墨西哥裔美国籍西班牙人治疗糖尿病的重要性》,载《糖尿病观察》(20,1994 年,第 303—06 页)。

㉗ K. O. 艾尔(Ell)、J. E. 曼特尔(Mantell)、M. B. 哈莫维奇(Hanmovitch)、R. H. 尼斯摩托(Nishimoto),《乳腺癌、肺癌和直肠癌患者的社会支持与自我克制》,载《心理社会肿瘤学杂志》(*Journal of Psychosocial Oncology*,7,1989 年,第 63—89 页)。

㉘ J. A. 罗伯茨(Roberts)、D. 布朗(Brown)、T. 埃尔金(Elkins)、D. B. 拉尔森(Larson),《影响妇科癌症病人临终决策的因素》,载《美国妇产科杂志》(*American Journal of Obstetrics and Gynecology*, 176,1997 年,第 166—72 页)。

㉙ R. A. 詹金斯(Jenkins),《宗教与 HIV:对研究和干预的启示》,《社会问题杂志》(*Journal of Social Issues* 51, 1995 年,第 131—44 页)。

㉚ A. F. 阿布雷德-兰泽(Abraido-Lanza)、C. Guier(古尔)、T. A. 瑞文森(Revenson),《拉丁裔女性关节炎患者的应对手段与社会支持资源》,载《关节炎护理与研究》(*Arthritis Care and Research* 9,1996 年,第 501—08 页)。

㉛ T. J. 希尔伯(Silber)、M. 瑞利(Reilly),《青少年住院病人的精神和宗教问题》载《青春期》(*Adolescence* 20,1985 年,第 217—24 页)。

㉜ 科尼格、D. K. 威纳(Weiner)、B. L. 皮特森(Peterson)、K. G. 麦德(Meador)、F. J. 基佛(Keefe),《老年住院病人的宗教信仰应对方式》,载《国际精神病与医学杂志》(27,1998 年,第 365—76 页)。

㉝ S. D. 莱特(Wright)、C. C. 普拉特(Pratt)、V. L. 施茂(Schmall),《老年痴呆病患者护理人员的精神支持》,载《宗教与健康杂志》(*Journal of Religion and Health* 24,1985 年,第 31—38 页)。

被调动起来,可以使病人减少焦虑,增添希望,增强自控能力。说到那些可能有助于病人应对疾病的宗教仪式,病人可以祷告,沉思,诵读圣经,参加宗教活动及宗教礼仪(例如领圣餐,涂圣油),也可依靠牧师或者基督教会、犹太教堂或清真寺庙其他人员的帮助。在罹患疾病,发生变故,出现病人不可控制的情况时,宗教信仰和宗教仪式可以用来有效地调节情绪。 19

## 脱离宗教社群

病人若住院接受重症监护、等待康复或处于长期监护的环境中时,也就被动地脱离了他们的宗教社群。即便他们想与牧师探讨其精神的思虑,牧师却往往难觅踪影。《医疗保险可转移性与责任条例》[34]中的规定甚至可能阻止神职人员和宗教社群去了解他们的某个成员是否已经住院的情况。因此,病人此时就无法像能够独立、在家生活和能够外出旅行时那样,去获取他们惯常利用的宗教资源。另外,当人们生病、致残或面临死亡或濒临死亡时所出现的精神需求,是社区内的神职人员难以满足的,除非他们接受过专门的训练,并与提供医疗服务的专业人士保持着紧密的联系。出于这些考虑,就很有必要要求医疗环境中有一种机制,使病人的精神需求得以辨认,提供精神资源,并把病人转介给受过足够好训练的从事教牧关怀的专业人士那里,让他们来满足病人的精神需求,化解情感或与健康相关的冲突。第7 章论述特遣牧师与教牧关怀时会进一步论述病人因病脱离教会的情况。 20

## 宗教信仰影响医疗决策

当病人病情严重时,宗教信仰会影响其医疗决策,并且与为病人准备的治疗手段相冲突。例如,一项近期调查显示,在宾夕法尼亚大学医院肺病门诊部前后相连的 177 个门诊病人中,近一半人(45%)表示,如果他们病情到了极为严峻的时刻,其宗教信仰会影响他们的医疗决策。[35] 宗教或精神信仰还可能影响那些拥有非传统的宗教信仰的病人的医疗决策。例如,最近一项针对 458 名"新异教徒"(巫术崇拜者、德鲁伊特教徒、日耳曼古宗教

---

③④　《医疗保险可转移性与责任条例》中的保密规定禁止医院在没有病人的公开同意的情况下透露任何受保护的信息(包括病人的身份)。

③⑤　艾曼等,《若病情严重,病人希望医生询问他们的精神或宗教信仰吗?》

信徒［Asatruans］）的研究表明,其中的73% 拥有会影响其医疗决策的宗教或精神信仰。㊱

临终决策也往往受病人或其家人宗教信仰的影响,尤其是像不抢救(do-not-resuscitate decisions)或终止治疗这样的决策。㊲ 例如,病人或其家人可能在医学无能为力的时候进行祈祷,期盼有奇迹发生。这一信念能够保持希望之心,防止他们"放弃"(尽管有时候放弃可能是最合理的选择)。对病人或其家人来说,束手无策听凭病情发展或弃绝使用猛烈的治疗手段,可能都意味着"放弃"。

当死亡的威胁迫在眉睫之时,宗教信仰还会影响其他的治疗措施,而医生往往对此缺少足够的认识。例如,有一项针对100名晚期肺癌病人、他们的护理人员、257名参加美国临床肿瘤学协会年会的肿瘤学家的研究,要求参与者对可能影响是否接受化疗这一治疗决策的7种因素的重要性进行排序。㊳ 这些因素包括肿瘤学家的推荐、对上帝的信仰、治疗手段治愈疾病的能力、化疗的副作用、家庭医生的推荐、配偶的推荐以及孩子的推荐。病人、病人家属和医生都对这些因为进行了从1(最为重要)到7(最不重要)的排序。尽管病人及其家人都把"对上帝的信仰"排在第2位(只有"肿瘤学家的推荐"排在这一因素之前),肿瘤学家却把"对上帝的信仰"排在第7位。

宗教信仰还有可能影响病人的饮食,不论是在他住院期间还是获准出院回家之后;影响与生育及生育控制相关的习俗;影响围绕生病、死亡和临终各环节的仪式。信仰可以影响病人是否遵从医疗措施,愿意输血,给孩子接种疫苗,接受产前检查,服用抗生素和其他医嘱药品,改变生活方式,介绍被转诊去见心理学家或精神病学家,甚或回医院接受追访,等等。除非医疗专业人士了解病人的宗教和/或精神信仰,否则他们如何可能正确地管理病人的疾病?

## 宗教与健康的关系

20世纪期间,有1200多项研究审视了宗教与健康关系,其中大部分都

---

㊱ 汉密尔顿、莱文,《新异教徒病患对内科医生谈论精神性的偏好》。

㊲ 卡德金等,《HIV 阳性病人的临终决策:精神信仰的作用》。

㊳ G. A. 西尔维斯特瑞(Silvestri)、S. 尼提格(Knittig)、J. S. 佐勒 (Zoller),《癌症护理中信仰对于医疗决策的重要性》,载《临床肿瘤学杂志》(*Journal of Clinical Oncology* 21,2003 年,第 1379—93 页)。

表明宗教与健康有着重要积极的联系。[39] 这些研究中有许多仅涉及了问题的某个侧面,从研究方法的角度来讲是薄弱的,其原因往往是因这些研究是在缺少调研经费的情况下完成的,而只是在最近若干年中这一状况才有所改观。当然,也有许多精心设计的、具有前瞻性的研究,而且也有不少临床试验能够验证并支持得自于这些有局限性研究的结果。进入 21 世纪以来,许多新的研究报告发表,这些研究再现和印证了之前那些设计不够完美的研究的结果。本研究的大部分都与病人的护理各个领域有关。

22

**宗教应对方式与抑郁**　与没有宗教信仰的病人相比,有宗教信仰作为精神支柱的病人会更快地适应疾病。[40] 这类病人不容易抑郁,[41]甚至当他们果真抑郁时,也会比那些宗教信仰不够强烈的人更快地调整情绪恢复过来。[42] 宗教信仰对阿茨海默症或癌症患者的护理人员也有着同样的影响,虔诚的宗教信仰可以使他们更快地进入角色并适应工作。[43]

其他针对不同人口的许多研究发现,宗教信仰的虔诚程度和抑郁之间呈负相关关系。在 20 世纪,已有 100 多个项目研究这种关系,其中包括 22 项前瞻性的集体项目和 8 项临床试验。[44] 约三分之二(65%)的观测性的研究发现,宗教信仰程度更高的病人抑郁症发病率较低且症状不明显;而68%的前瞻性研究则表明,宗教信仰程度越高就越不易抑郁。八个临床试验中有五个表明,同为情绪低落的病人,与接受世俗的干预或普通护理的病人相比,接受适当的宗教干预的病人恢复得更快。

---

[39]　科尼格、麦卡洛、拉尔森,《宗教与健康手册》。

[40]　科尼格,《一个患慢性病但有坚定的宗教信仰的 83 岁妇女》,载《美国医学协会杂志》(*Journal of the American Medical Association* 288,2002 年第 4 期,第 487—93 页)。

[41]　科尼格、H. J. 科恩(Cohen)、D. G. 布雷泽(Blazer)、C. 皮泊尔(Pieper)、K. G. 麦道(Meador)、F. 舍尔浦(Shelp)、V. 高利(Goli)、R. 蒂帕斯奎尔(DiPasquale),《宗教应对方式与沮丧:以刚入院的男性病人为例》,载《美国精神病学杂志》(149,1992 年,第 1693—1700 页);科尼格,《宗教与老年住院病人的情绪沮丧》,载《美国老年精神病学杂志》(15,2007 年 4 月,待出版);P. 普雷斯曼(Pressman)、J. S. 里昂斯(Lyons)、J. J. 斯特兰(Strain),《臀骨骨折的老年女性的宗教信仰、沮丧与移动》,载《美国精神病学杂志》(147,1990 年,第 758—59 页)。

[42]　科尼格、L. K. 乔治、B. L. 皮特森,《老年病人的虔诚程度与摆脱沮丧的状况》,载《美国精神病学杂志》(155,1998 年,第 536—42 页);科尼格,《入院的心脏病、肺病病人的宗教信仰与摆脱沮丧的状况》,载《神经与心理疾病杂志》(195,2007 年 5 月,待出)。

[43]　P. V. 罗宾(Rabins)、M. D. 费汀(Fitting)、J. 伊瑟木(Eastham)、J. 扎布拉(Zabora),《老年慢性病患者的长期护理人员的精神适应》,载《年龄与老化》(*Age and Ageing* 19,1990 年,第 185—90 页)。

[44]　科尼格等,《宗教与健康手册》。

**自杀与滥用药物**　若考虑到自杀率和滥用药物率,我们会发现,这种一致性就更为明显。在 68 项有关自杀问题的研究中,有 84% 发现,病人宗教信仰越虔诚,自杀率就越低,他们对自杀的态度就越消极。在接近 140 余个研究宗教与滥用药物或酗酒问题之关系的项目中,90% 的研究发现,从统计的角度看,两者之间存在着极为重要的负相关关系。[45] 尽管这众多调查研究针对性差异较大,是在不同的人群中展开的,由不同的研究小组承担,而且分布在世界各地,但其结果却呈现出惊人的一致性。

**积极乐观的情绪**　生活安康以及诸如愉快、希望、乐观等积极的情绪似乎在具有宗教信仰的人中也极为普遍。在上世纪 100 项相关调查中,有 79 项研究发现,与虔诚度较低的宗教信徒比,一个极为显著的差异是,虔诚的人生活更为安康,对生活更为满意,感觉到更大的幸福。在 16 项有关宗教信仰和生命意义之关系的研究中,有 15 项表明有宗教信仰的人具有更崇高的人生目标,感觉人生更有意义。甚至连宗教信仰的死敌弗洛依德也承认:"只有宗教信仰才能回答什么是人生的目的。一个人若宣称'人生是有目的的'这一观念成立与否取决于宗教制度,则很难说他是错误的。"[46]

**社会支持**　几乎所有有关宗教信仰与社会支持的研究(20 项研究中有 19 项)均表明两者有重要的关联。[47] 当罹患慢性疾病时,有虔诚宗教信仰的人拥有更大的社交网络,而且其质量比世俗的支持资源更胜一筹,也更为持久。[48] 身体健康越来越多来自心理神经免疫学甚至遗传学的证据表明负面情绪和社交上的孤立无助,与更糟糕的免疫功能和更差的心血管健康状况密切相关。[49] 感受到的心理压力甚至可能影响细胞老化的速度。新近的一项研究在心力交瘁的妇女与压力较轻的妇女之间做了对比,结果发现,根据 DNA 的每一次复制时端粒(telomere)缩短的情况测算,心力交瘁的妇女的

---

[45]　科尼格等,《宗教与健康手册》。

[46]　S. 弗洛依德,《文明及其不满意者》,收录于《弗洛伊德心理学全集标准版》,J. 斯特雷奇(Strachey)主编与翻译(伦敦:霍嘎斯出版社,1930 年,第 25 页)。

[47]　科尼格等,《宗教与健康手册》。

[48]　C. G. 埃里森、L. K. 乔治,《东南部某社区的宗教事务、社会关系与社会支持》,载《宗教科学研究杂志》(*Journal for the Scientific Study of Religion* 33,1994 年,第 46—61 页)。

[49]　B. S. 麦克伊文(McEwen),《压力调停者的保护性与破坏性作用,载《新英格兰医学杂志》(338,1998 年,第 171—79 页)。

细胞老化的速度提前了 10 年。[50] 如果说宗教与更大程度的生活安康、较多的社会支持、更好应对能力、较轻程度的抑郁和较低的心头压力有着千丝万缕的联系的话，那么，宗教活动也就会带来更好的身体健康状况，更长的寿命，甚至会影响老化的速度。

24

尽管意欲考察宗教活动和人体免疫能力之间关系的研究尚处于起步阶段，若干已发表的研究成果和其他尚未发表的研究报告已经表明了两者之间的关联，而且这种关联具有临床上的意义。在一项针对 1700 多例老年社区居民的随机调查中，我们发现，与经常参加宗教活动的人群相比，不常参加宗教活动的人细胞因子（cytokine）中白细胞介素—6（interleukin-6，IL-6）含量更高。[51] 不久前，在我国另外一个地方由另外一个研究团队主持的研究项目得出了同样的结论；也就是说，经常去教堂的人体内 IL-6 含量较低，寿命更长（其长寿的主要原因就是 IL-6 含量低）。[52] IL-6 是一种炎症性的指标，其含量高的情况多见于艾滋病、淋巴瘤和其他免疫系统紊乱等疾病中。随着年龄的增加，免疫系统开始衰弱，IL-6 含量则逐步增多。

因此，借助于上述有关 IL-6 的研究，就不难理解下面这个针对 112 名移动性乳癌患者的研究所得出的结论。该研究发现，在宗教表现方面得分较高的妇女，其体内原有的杀伤细胞（killer cells）数量、辅助性 T 细胞（T-helper cell）总数和淋巴细胞总量都明显要高。[53] 同样，在一项针对 106 名 HIV 阳性男同性恋病人的研究中，经常参加宗教活动的病人，其 CD4+ 淋巴细胞总数和 CD4+ 淋巴细胞百分比，明显高出很少参加宗教活动的病人的

[50] E. S. 埃泼尔（Epel）、E. H. 布兰科本（Blackburn）、J. 林（Lin）、F. S. 德赫布哈（Dhabhar）、N. E. 阿德勒（Adler）、J. D. 莫罗（Morrow）、R. M. 考桑（Cawthon），《因应生活压力，端粒加速变短》，收录于《美国国家科学院论文集》（*Proceedings of the National Academy of Sciences of the United States of America* 101, 2004 年，第 49 期，第 17312—15 页）。

[51] 科尼格等，《参加宗教活动的情况、IL-6 及老年人免疫系统的其他生物学指标》，载《国际神经病学与医学杂志》（27, 1997 年，第 233—50 页）。

[52] S. K. 鲁特甄道夫（Lutgendorf）、D. 拉塞尔（Russell）、P. 厄尔里奇（Ullrich）、T. B. 哈里斯（Harris）、R. 华莱士（Wallace），《宗教参与情况、IL-6 与老年人死亡率》，载《健康心理学》（Health Psychology23, 2004 年，第 5 期，第 465—75 页）。

[53] S. E. 塞弗顿（Sephton）、C. 库普曼（Koopman）、M. 沙尔（Schaal）、C. 索雷森（Thoreson）、D. 斯丕杰（Spiegel），《移动性乳癌妇女的精神表现与免疫状况：探索性研究》，载《胸科杂志》（*Breast Journal* 7, 2001 年，第 345—53 页）。

相应数值。[54]

　　前不久,一项历时四年、追踪调查 100 名 HIV 阳性病人的研究发现,那些在 HIV 被确诊之后更注重精神性和更为虔诚(S/R)的病人,在随后的 4 年中,其 CD4 + 淋巴细胞的保有量明显高出很多,对于病毒载量(viral load)的控制也明显要好很多。[55] 同样,在项目起始时就经常光顾教堂的病人,在随后的 4 年中,其 CD4 + 淋巴细胞的保有量也明显高出很多。增强了的 S/R 能够预兆疾病的演变,这类效果的出现,独立于参拜教堂的情况、疾病起始时的状况、为控制疾病而采取的药物治疗措施、年龄、性别、种族、受教育程度、保健行为、抑郁、绝望、乐观应对方式和社会支持等因素。事实上,增强了的 S/R 对于保持 CD4 + 淋巴细胞和控制病毒载量的作用之大,超出任何其他预测因子。

　　压力荷尔蒙水平似乎也与宗教参与程度有关。一项研究发现,存活时间长的 AIDS 病人更为虔诚,他们之所以能够相对存活更长,是由于皮质醇(cortisol)相对水平较低(而这很可能是由于心理压力水平更低)。[56] 耶鲁大学针对患肌纤维痛的妇女的一项研究也发现,更为虔诚的妇女,其皮质醇的节律更为健康。[57]

　　心血管健康方面,至少有 23 项研究考察了宗教信仰和高血压之间的关系。[58] 调查表明,将近 60%(23 项中有 14 项)的研究发现,宗教信仰比较虔诚的人血压相对较低。这一发现尤其适合于舒张血压的情况,而且能够印

[54]　T. E. 伍兹(Woods)、M. H. 安东尼(Antoni)、G. H. 爱郎森(Ironson)、D. W. 克林(Kling),《虔诚与感染 HIV 症状的男同性恋患者的情感与免疫力状况》,载《身心研究杂志》(*Journal of Psychosomatic Research* 46,1999 年,第 165—76 页)。

[55]　爱郎森、R. 司徒易奇(Stuetzie)、M. A. 弗莱彻(Fletcher),《HIV 感染者在被 HIV 确诊之后的 4 年中虔诚程度和精神性增加,其疾病也因此发展变缓》,载《普通内科医学》(21,2006 年,第 S62—68 页)。

[56]　爱郎森、G. F. 所罗门(Solomon)、E. G. 鲍宾等人,《存活时间长、行为健康、痛苦少、皮质醇低,这一切都与较高的精神和宗教信仰有关:IWORSHIP 量表及其有效性与可靠性》,载《行为医学年报》(*Annals of Behavioral Medicine* 24, 2002 年,第 34—48 页)。

[57]　E. A. 艾德特(Edert)、J. L. 斯达茨(Studts)、I. 维斯贝克(Weissbecker)、P. G. 萨乐蒙(Salmon)、P. L. 班尼斯(Banis)、塞弗顿,《个人的宗教实践:肌纤维痛妇女对于皮质醇节律的保护》,载《国际精神病学与医学杂志》(34, 2004 年,第 61—77 页)。

[58]　科尼格等,《宗教与健康手册》。

证一些零星研究的结果,有助于解释为什么宗教信仰程度较高的人中风率低,[59]冠状动脉病死亡率低。[60]

事实上,宗教参与程度和整体的低死亡率有着一致性的关系。在 2000 年发表的 52 项考查宗教信仰虔诚程度和死亡率之间关系的研究当中,75% 的研究(39 项)发现宗教信仰较为虔诚的人寿命长过宗教信仰比较差的人, 19%(10 项)发现两者的寿命没什么区别,4%(2 项)发现混合型结果(寿命的长短取决于宗教活动的类型),2%(1 项)发现宗教信仰程度高的人寿命较短。[61] 对这些研究进行荟萃(meta-analysis)分析后发现,虔诚意味着随访 26 期间的存活率会增加 29%(优势比 OR = 1. 2995%,置信区间 CI 1. 20—1. 39)[62]

如果用参与宗教性的社区活动情况来衡量宗教信仰虔诚程度,那么,这些研究的结果的一致性就尤为突出。根据一项历时平均 8 年、针对 20000 名成年人进行的一项全美性的随机抽样调查研究,每周或者更频繁地参加宗教活动的人比不参加宗教活动的人寿命长大约 7 年(非洲裔美国人两者之间的差异则是 14 年)。[63] 换言之,参加宗教活动几乎和不吸烟一样,尤其是对妇女来说,能有效地延长寿命。[64] 须牢记的是,这些研究大部分都考虑到了项目起始时病人的身体健康状况以及用以进行解释的因素,如心理健康状况、社会支持和保健行为。尽管已经考虑到了被用来解释这一关系的

---

[59] A. 克兰特尼奥(Colantonio)、S. V. 卡索(Kasl)、A. M. 奥斯菲得(Ostfeld),《抑郁性症状和其他作为老年人中风前兆的心理因素》,载《美国流行病学杂志》(*American Journal of Epidemiology* 136,1992 年,第 884—94 页)。

[60] U. 高德波特(Goldbourt)、S. 亚力(Yaari)、J. H. 麦达理(Medalie),《10059 例以色列男性公务员和政府官员长期冠心病死亡的前兆因素》,载《心脏病学》杂志,82,1993 年,第 100—121 页。

[61] 科尼格等,《宗教与健康手册》。

[62] 麦卡洛、W. T. 霍伊特(Hoyt)、拉森、科尼格、索森,《宗教参与与死亡率:萃取分析评论》,载《健康心理学》(19,2000 年,第 211—22 页)。

[63] R. 汉墨(Hummer)、R. 罗杰斯(Rogers)、C. 纳姆(Nam)、C. G. 埃里森(Ellison),《宗教参与情况与美国成年人死亡率》,载《人口学》(*Demography* 36,1999 年,第 273—85 页)。

[64] 科尼格、J. C. 黑伊斯(Hays)、拉森、乔治、科恩、麦卡洛、麦道、布雷泽,《参与宗教活动延长存活时间吗?:一项历时 6 年、针对 3968 名老年人的追踪研究》,载《老年学与医疗科学杂志》(*Journal of Gerontology, Medical Sciences* 54A,1999 年,第 M370—77 页);W. J. 斯特劳布里奇(Strawbridge)、S. J. Shema 西玛、R. D. 科恩(Cohen)、坎普蓝,《参与宗教活动改善并保持良好的健康行为、心理健康状况和社会交往关系,因而能够延长病人的存活》,载《行为医学年报》(23,2001 年第 1 期,第 68—74 页)。

各种因素,宗教信仰程度较高的人仍然在延长寿命方面具有明显优势。[65]最近许多具有前瞻性的项目采用了结构方程模型、分层线性模型等先进的研究方法,用详实的材料证明了宗教参与活动与健康之间紧密的联系。[66]

宗教参与情况还预示着身体和认知功能随着年龄增长而产生的变化。耶鲁大学、阿拉巴马大学和德克萨斯大学的研究人员发现,随着年龄的增长,宗教能延缓身体功能下降,降低摔倒的恐惧。[67] 耶鲁和德克萨斯大学的研究人员还发现,那些参与宗教活动更积极的人,其认知功能随着年龄的增长降低得更为缓慢一些。[68] 多伦多贝克莱斯特老年护理中心的神经病学研究人员发现,有宗教信仰的阿尔茨海默病患者,其认知功能随着时间的推移退化相对缓慢。[69] 更虔诚一些的病人,在重大心脏手术之后存活率更好一些,[70]并发症相对少一些。[71]

宗教的或精神的折磨也会影响健康的结果,但却是负面的影响。例如,当病人患病并祈祷获得帮助,而病情却没有因此而消失,甚或有所加重时,

27

---

[65] 斯特劳布里奇、科恩、西玛、坎普蓝,《28年来参加宗教活动频率与死亡率关系的调查》,《美国公共健康杂志》,87,975—961。

[66] 鲁特甄道夫等,《宗教参与情况、IL—6与老年人死亡率》;爱郎森、司徒易奇、弗莱彻,《HIV感染者在被HIV确诊之后的4年中虔诚程度和精神性增加,其疾病也因此发展变缓》。

[67] E. L. 艾德勒(Idler)、卡索,《老年残疾人与非残疾人的宗教信仰 II:作为残疾前兆因素的宗教活动参与状况》,载《老年病学杂志》(52 B,1997年,第306—16页;N. S. 帕克(Parker)、D. L. 克莱迈克(Klemmack)、L. L. 洛夫(Roff)、M. W. 帕克(Parker)、科尼格,《虔诚与老年人功能状况的纵向轨迹》(2007年,已提交);C. A 雷耶斯—奥提兹(Reyes-Ortiz)、H. 安叶尔(Ayele)、T. 马利根(Mulligan)、D. V. 艾思品诺(Espino)、I. M. 波杰斯(Berges)、K. S. 玛肯德斯(Markides),《老年墨西哥裔美国人:经常参拜教堂预示着对跌倒恐惧的降低》,载《衰老与心理健康》(Aging and Mental Health,10,2006年第1期,第13—18页)。

[68] T. 希尔(Hill)、A. 柏蒂特(Burdette)、J. 安杰尔(Angel)等,《老年墨西哥裔美国人的宗教参与状况与认知功能变化》,载《老年病学杂志》(61,2006年,第P3—9页);P. 范·奈斯(Van Ness)、S. 卡索(Kasl),《老年群体的宗教信仰与认知机能障碍》,载《老年病学杂志》(58B,2003年,第S21—29页)。

[69] Y. 考夫曼(Kaufman)、A. 宾斯(Binns)、M. 弗里德曼(Freedman),《精神性与虔诚对阿尔茨海默病患者认知功能退化速度及生活质量的影响》,美国神经病学学会,迈阿密,弗罗里达,2005年。

[70] T. E. 奥克斯曼(Oxman)、D. H. 弗里曼(Freeman)、E. D. 曼海默(Manheimer),《老年人若不参与社会事务,缺少宗教的支持力量,在心脏手术之后死亡危险加大》,载《身心医学》(57,1995年,第5—15页)。

[71] R. J. 康特拉达(Contrada)、T. M. 高雅尔(Goyal)、C. 凯瑟琳(Catherine)L. 拉法森(Rafalson)、E. L. 艾德勒(Idler)、T. J. 克劳斯(Krause),心脏手术结果中的社会心理因素:宗教参与的影响与抑郁性症状》,载《健康心理学》(23,2004年,第227—38页)。

病人可能就会问:"倒霉的为什么是我?"这一性质的精神折磨会包括这样的感受:上帝在惩罚他们,上帝(或他们所属的信仰社群)抛弃了他们,上帝无力保佑他们,等等。这类精神上的挣扎在那些罹患重病,并因此而遭受痛苦的煎熬,生活也可能因此而发生重大变化的病人来说,是正常的也是可以预期的,但病人若不能化解这类情感,则可能影响其疾病的走势。我们追踪了 444 名被系统地确认并接受住院治疗的病人。我们对他们获准出院后两年内的情况进行了追踪,并评估了他们在宗教问题上所遭受的宗教困惑的水平。[72] 那些在入院之初的评估中就有前述折磨和问题的病人,明显更有可能在随访追踪期间就会离世。他们在宗教折磨量表(从 0—21)上每增加一个量级,死亡率就会增加 6 个百分点。这在统计学上极为重要的,而且独立于身体健康状况、社会支持或心理健康状况。那些拥有宗教折磨的病人在与教会的成员谈论此类忧虑时,会感到不舒服,因为他们对上帝感到愤怒或感觉被宗教抛弃。然而,他们会开口对一个与宗教没有关系的医疗专业人士谈论这个话题,因为他们觉得医疗专业人员是客观的,不会说三道四。

　　宗教信仰还可能影响病人是否寻求医疗服务或遵从治疗措施。某些宿命论的信仰,如"这是上帝的意志","这是安拉的意志","这是我的业报",也可能而且果真会影响病人的决策。[73] 宿命论被定义为一种认为疾病是不可避免的,任何一种医疗服务或个人变化都不可能预知何时死亡来临的信仰。发现宗教的折磨和宿命论的宗教信仰,从而不妨碍病人寻求并遵从医疗服务,是医疗专业人士需要采录精神历史的最好的理由之一。

　　**对医疗服务的需求**　　研究表明有宗教信仰的人住院的时间较少,这可

28

---

[72] K. I. 帕葛门特(Pargament)、科尼格、N. 塔拉克史沃(Tarakeshwar)、J. 汉恩(Hahn),《作为老年住院病人死亡率预兆因素的宗教困惑:为期两年的纵向研究》,载《内科医学档案》(161, 2001年,第 1881—85 页)。

[73] K. 尼尔森(Nelson)、A. M. 盖格(Geiger)、C. M. 曼吉昂(Mangione),《多民族人群中健康信仰对于宫颈细胞学异常患者延迟护理的影响》,载《普通内科医学杂志》(17, 2002 年第 9 期,第 70—16 页);L. R. 查韦斯(Chavez)、F. A. 哈贝尔(Hubbell)、S. T. 米世拉(Mishra)、R. B. 瓦尔德兹(Valdez),《宿命论对于自报巴氏试验的影响》,载《美国预防医学杂志》(13, 1997 年,第 418—24 页);D. 科恩—莫尔(Cohen-Mor),《命运之事:现代阿拉伯文学中所显示的阿拉伯人的命运观》(*A Matter of Fate：The Concept of Fate in the Arab World as Reflected in Modern Arabic Literature*, New York：Oxford University Press, 2001 年);R. C. 所罗门,《自由》,见《哲学入门:综合读本》(*Introducing Philosophy：A Text with Integrated Readings*, 该书第 7 章, New York：Oxford University Press, 2004 年)。

能是因为他们身体更健康,且从社群中能够得到更多的支持。一项针对杜克大学医学中心 542 位长期住院病人(年满六旬或以上)的研究显示,在前一年里,每周参加宗教活动一次或更频繁的病人,其住院的可能性相对要低 56%(P<0.0001)。[74] 即便把疾病严重程度、肌体功能水平、社会支持、抑郁症状、年龄、性别、种族及教育等诸多因素考虑在内,这一发现仍具有重要的意义。就具体住院天数来讲,在过去的一年里,每月参加数次宗教活动的人平均住院 6 天,而一年仅参加几次或者根本不参加宗教活动的人则为 12 天。

就该研究与前瞻性相关的那部分来看,声称自己不属于任何宗教团体的人在杜克大学医学中心住院平均天数为 25 天左右,而但凡有宗教传统的人则仅为 11 天。这种有无宗教信仰人士之间住院天数的巨大差别,是不可以仅仅用疾病严重性、身体残疾程度、社会支持或抑郁症状等因素来解释的。实际上,当其他变量可以控制时,缺少宗教归属和较长住院天数之间的紧密关系变得越来越有说服力。在那些宗教信仰更为虔诚的人那里,特别是妇女和和非裔美国人那里,对于长期护理服务的需求更低。[75]

**启示** 系统的研究为以下观点提供了越来越多的证据:宗教信仰和宗教活动与心理健康状况、身体健康状况、对于医疗服务的需求紧密相关。这项研究应当有助于消除医疗专业人士普遍相信的那种认为宗教信仰要么和健康无关,要么仅仅适用于精神病患者的误区。然而,许多问题仍然悬而未解。[76] 我们知道,宗教信仰对健康并不总是起到积极的作用,而且,即使是它起到了积极的作用,我们也很难理解这种现象所隐含的生物学机制。若干著名大学正在开展的一系列崭新的研究,采用了从观察设计到随机性临床试验等各种各样的研究方法,从而更严格地测试宗教信仰和健康之间的联系。尽管如此,到目前为止,仍有众多证据能够证明宗教、健康和医疗结果之间存在这样或那样的关系。

29

---

[74] 科尼格、拉尔森,《医院服务使用、教堂参拜及宗教归属》,载《南方医学杂志》(91,1998 年,第 925—32 页)。

[75] 科尼格、乔治、提特斯、麦道,《宗教、精神性和老年病人对于重症和长期监护的运用》,载《内科医学档案》(164,2004 年,第 1579—85 页)。

[76] S. 弗洛依德,《幻觉的未来》,收录于《弗洛伊德心理学全集标准版》,J. 斯特雷奇主编与翻译(1962 年,第 43 页)。

## 宗教影响社区的医疗

由于社区医疗资源越来越不充裕,医院就面临着减少病人住院时间(这是最为昂贵的一种医疗服务)的压力。住院时间会变短(这一趋势已经今天显而易见),病情更为严峻、也不稳定的病人就会越来越早地被获准出院,回到社区中。更多的治疗就会在门诊的环境下实施,病人就需要在家中花费时间康复。因此,随着美国人口的老化,社区内的医疗需求就会增长,而且其势头越来越迅猛。

在可以想见的未来的日子里,教堂和其他宗教机构就不得不应对许多患有慢性病(或从急性病中康复)的病人,以及那些试图解决这些状况的家庭。宗教机构可以在尽早(通过筛查)发现疾病、(通过教育)预防疾病、(通过培训志愿者)提供直接的医疗或暂缓性照料等方面发挥重要的作用。由于这一原因,医疗专门人员需要开始与宗教机构沟通与合作,建立转诊网络,为宗教机构提供教育,帮助并支持他们去满足获准出院的病人的需求。因此,医疗专业人士就很有必要知道病人是否属于某个宗教社群,这一身份对于病人意味着什么,病人在离开医院或医生的办公室之后可以从其所属的宗教社群中获得什么样的资源。

## 未尽事宜

认识到医疗专业人士需要与病人交流精神问题之后,医疗机构联合认证委员会要求:必须采集并记录每一位获准入住医院、疗养院或家庭医疗机构的病人的精神历史。该机构目前正在负责检查这一信息是否被写进病历之中,也在以适当的方式敦促没有这样去做的机构。这并不仅仅意味着简单地询问病人所属教派、他或她是否想见特遣牧师等信息,而在今天大多数的医疗机构中,这些信息大多被记录在大多数病人的病历之中。医疗机构联合认证委员会特定规定了最低的要求:

> 精神评估最起码应当弄清楚病人所属教派、信仰以及病人特别重视的精神活动。这一信息将有助于在实施医疗或服务时断定精神信仰(如果病人有的话)的影响,并确定是否需要进一步的评估。这些标准要求机构来界定精神评估的内容与范围,以及进行这一评估之个人的

资格。⑦

如果在最初的筛查中发现精神信仰对于病人很重要的话,那么,医疗机构联合认证委员会接着推荐了其他可以询问的问题:

> 生活中病人进行祈祷吗?
>
> 病人如何表达其精神信仰?
>
> 病人希望得到什么样的精神/宗教支持?
>
> 病人在教会中的联系人员、牧师、特遣牧师、(非英国国教的)牧师或拉比的名字是什么?
>
> 病人的精神目标是什么?
>
> 教堂或犹太教堂在病人生活中具有作用吗?
>
> (病人的)信仰如何帮助病人克服疾病?

然而,满足医疗机构联合认证委员会的要求,并不是医疗专业人士为什么应当把解决精神问题视为其例行的临床服务的一个部分的很好理由。因而,前面所勾勒出的那些理由,如重视病人的欲求,精神因素在克服疾病方面所起的作用,病人被迫脱离其宗教社群,宗教信仰对于医疗决策的影响,信仰对于健康结果的影响,社区内的宗教机构所提供的支持,等等,都是更好的理由。此处我们的总体目标是提升病人护理的质量,满足作为完整的人的病人的需求,促进他们克服疾病的能力,并最终改善其医疗的结果。

## 目前的态度与行为

那么,医疗专业人士对此感觉如何?他们目前在做些什么呢?我们所知道的大部分内容得自于对他们的调查。医生们(1)承认,精神安康是健康的一个重要的组成部分(96%),⑱(2)表示他们应当知晓病人的宗教/精神信仰(85%),⑲并(3)认为他们有权力来问询这类问题(89%)。⑳ 然而,

---

⑦ 参见医疗机构联合认证委员会网站 http://www.jointcommission.org/AccredatationPrograms

⑱ M. R. 艾里斯(Ellis)、D. C. 文森(Vinson)、B. 尤格曼(Ewigman),《解决病人的精神忧虑:家庭医生的态度与做法》,载《家庭医学杂志》(48,1999 年,第 105—9 页)。

⑲ M. H. 门罗(Monroe)等,《最初保健护理医生关于医学实践中精神行为的偏好》,载《内科医学档案》(163,2003 年,第 2751—56 页)。

⑳ T. A. 莫根斯(Maugans)等,《宗教与家庭医学:医生与病人调查》,载《家庭医学杂志》(32,1991 年,第 210—13 页)。

就具体的环境而定(门诊就诊 vs 急症住院 vs 重症监护)来看,只有 31—76% 的医生感觉他们应当询问病人的宗教信仰。在目前为止规模最大的一项针对 1144 名医生的全美随机抽样调查中,柯林及其同事发现,只有 55% 的人说医生询问病人宗教或精神信仰通常或总是合适的(与此相对相应,45% 的人认为这样做通常或总是不合适的)。[31] 当评价其行为时,只有 10% 的医生表明他们经常或总是询问病人的宗教/精神信仰,而这与地方性的调查结果相吻合。[32] 因此,在医生所说的他们应当知晓的事情(即病人的宗教和精神信仰)以及他们获得这一信息(即采录病人的精神历史)的态度,与他们事实上是否这样去做的行为之间,就存在着相当大的距离。柯林及其同事发现,医生的宗教信仰是最强有力的因素之一,预示着一种积极采录精神历史的态度。

除了对待询问病人的宗教/精神信仰这一问题的态度与做法之外,与精神干预相关联的医生的行为也被进行了调查。这些干预包括与病人一起祈祷,支持病人的宗教信仰。我们随机抽样询问了伊利诺伊州的 160 名家庭医生,问他们是否曾与年长的病人一起祈祷过,如果答案是肯定的话,他们是否认为这对病人有帮助。[33] 结果显示,37% 的医生曾在其生涯的某个时候与病人一起祈祷过,而且就他们所说的时间,89% 对病人带来了益处。在那项研究中,88% 的医生感觉,如果年长的病人提出要求,与病人一起祈祷是合适的。

门罗与同事用区域性抽样方法问询 476 名医生(大部分是见习医生、在接受实习训练或做研究)是否认为祈祷是合适的,他们发现,这些人的态度依据环境而变化:6% 说医生应当在例行的门诊中与病人一起祈祷,14% 认为如果病人因急症住院(但并未到垂危时刻)时是应当的,27% 认为如果病人濒临死亡时是应当的。另一方面,如果病人要求祈祷,赞成医生—病人在例行的门诊共同祈祷的提升到了 56%,针对住院病人的提升到了 63%,针对濒临死亡病人的则提升到了 77%。[34]

33

[31] 柯林等,《医生的宗教特征和他们在临床上涉及宗教与精神性时的态度与自报行为之间的联系》,载《医学护理》(*Medical Care*,44,2006 年,第 446—53 页)。

[32] J. T. 奇布诺尔等,《宗教与临床:医生信仰的作用》,载《南方医学杂志》(94, 2001:第 374—79 页);D. E. 金等人《临终问题与信仰历史》,载《南方医学杂志》(96, 2003 年,第 391—93 页)。

[33] 科尼格等,《医生对于宗教在医生与老年病人之间关系中的作用的看法》,载《家庭医学杂志》(28,1989 年,第 441—48 页)。

[34] 门罗等,《内科医学档案》。

在柯林与同事的针对全国医生的抽样调查中,他们发现有 17% 的医生认为与医生一起祈祷从来都是不合适的;55% 表示,如果病人提出要求,则是合适的;29% 认为,如果医生感觉到祈祷被暗示出来(也就是说,如果是医生率先开始了祈祷),则是合适的。⑥ 说到行为,他们发现,19% 的医生有时候、往往或总是与病人一起祈祷,34% 很少这样做,而 48% 则从未这样做。再说,与病人一起祈祷,在很大程度上取决于医生的宗教信仰程度;宗教信仰和精神信仰程度较低的医生曾与病人一起祈祷者仅有 30%,而在程度较高者中,这一数字高达 76%。因此,看来医生中的大多数感觉,如果病人病情加重,并提出了祈祷的要求,那么,与他们一起祈祷则是合适的。尽管这与采录精神历史一样,大部分医生很少或从不这样做,除非他们本身是有宗教信仰的。

至于支持病人的宗教信仰,柯林与同事们发现,他们使用随机抽样的方法针对全国 1444 名医生所做的调查中,有 73% 认为他们经常或总是鼓励病人自身的宗教信仰、精神信仰和实践,其中本身有宗教信仰的医生这样做的次数更频繁一些。就本人浅见所及,这是唯一一份研究医生对待支持病人的宗教/精神信仰一事的态度的资料。

总之,许多病人希望医生能了解他们的宗教信仰或精神需求,而愿意并投入到病人的宗教活动去的医生则明显占少数。年纪大的病人,尤其是身患重病或宗教信仰虔诚的人更希望如此。然而,我们也不应忘记,仍有一些病人,尤其不希望医生与他们一起祈祷,也不希望被询问宗教信仰(尤其在例行的门诊时),这一点让我们认识到处理此类问题的敏感性。从医生的角度看,大部分认为精神的安康是健康的一个重要部分,因而他们应当知晓病人的宗教/精神信仰。然而,只有大约一半的医生说他们应当询问病人的宗教/精神信仰,而仅仅有约 10% 的医生说他们通常会这样做。

## 总结与结论

的确有充分的理由去确认并满足病人的精神需求。许多病人有宗教信仰,并运用宗教信仰和宗教习俗去战胜疾病。因此,宗教信仰经常能影响医疗决策,尤其在病人身患重病或者绝症时,宗教信仰的作用尤为显著。许多

---

⑥  柯林等,《医生的宗教特征和他们在临床上涉及宗教与精神性时的态度与自报行为之间的联系》。

病人希望医疗专业人士认识到其精神需求,并予以支持。当病人更为虔诚,　35
年龄更大,且病情加重或积重难返时,这种渴求尤为强烈。另外,越来越多
的研究数据表明,在绝大部分的病例中,宗教信仰和宗教习俗,与较好的心
理健康、更高的生活质量以及更好的医疗结果密切相关。

　　医疗专业人士满足病人的精神需求并不是一件新鲜事物,医学的历史
就记录了这方面的实践。㊱ 令人感到新鲜的是,在过去大约 30 年中,它竟
然被排除在了医疗界之外。面对越来越多的科学证据支持宗教—健康之间
的联系这一趋势,面对朴素的常识,这一做法的理由显得越来越不堪一击。
然而,如何以一种理性的态度把精神性重新纳入病人的治疗与护理过程之
中,却将是一个挑战,因而许多医疗专业人士并不情愿去这样去做。在当今
这个时代,如何着手去解决精神问题,是下一章要探讨的内容。　36

---

㊱　科尼格等,《历史的透视》,收录于《宗教与健康手册》第 2 章;科尼格,《心理健康护理的历史》,
　　收录于《信仰与心理健康》(*Faith and Mental Health*,第 2 章,Philadelphia:Templeton Foundation
　　Press,2005 年)。

# 第 2 章

# 如何容纳精神性

医生如何在病人的治疗与护理中容纳精神性? 精神性到底是什么? 怎样能辨别并满足病人的精神需求? 掌握有关信息之后该做什么? 医疗专业人士该如何应对病人这方面的提问? 我所说的医疗专业人士(HP),指的是没有接受宗教训练的医务人员(职业特遣牧师的作用将在第 7 章中加以探讨)。本章将描述"筛查性"的精神历史,并对如何着手满足已被发现的精神需求提供具体建议。可提供的建议有(但不局限于)以下几个:倾听以便进行了解,对病人的宗教/精神信仰表示尊重,支持病人的精神信仰,时机合适时进行转诊。尽管有些边界是医疗专门人士不应当逾越的,有些活动存在较大的争议(例如,与病人一起祷告),但是,理性的方法仍然是可能的。最后,本章探讨了医疗专业人士、医疗体系如何通过携手教区护士或世俗的领袖而与宗教社群进行合作,从而满足社区的健康需求。

## 精神性是什么?

临床医师若要开口与病人谈论"精神性"这个话题,那他们必须使用一个宽泛的定义。对话必须从某个地方开始,而且要尽可能地宽泛,以便让病人感到自在。"精神性"一词本身就足够宽泛、模糊、未加界定,几乎可以让每一个人都被包容进来。因此,临床医生通常应当使用"精神性"的术语,而避免谈论宗教,因为那会让有些病人产生被疏远的感觉。然而,在临床上解决精神问题,不同于弄明白有关精神性和健康的研究到底是什么意思。因此,我此处稍稍岔开一下主题,而对这一问题进行若干探讨,因为在某种程度上,评估过程与临床应用都依赖于我们这里探讨的问题——换言之,

"精神性"到底是什么意思,它与健康是如何联系在一起的。

　　关于"精神性"这个术语,几乎每一个病人、临床医师和精神性与健康领域的研究人员,都有自己的定义。其中一些定义过于宽泛,几乎每一种人类经验——从篮球比赛获胜,到观看夕阳西下,到一次性经验,到对于一个宗教传统的深刻的、全心全意的信仰和奉献——都可以被包容进来。每个人都在谈论着某个不同的东西。由于就处于我们所谈论问题核心的术语的意义本身无法达成一致,关于精神性和健康的研究就受到了极大的制约,虽然这在临床上倒可能是一个优势。这对于理解和阐述这一领域已有的研究所造成的困难尤其大,而把精神性引入临床治疗的理由则有依赖于这些研究。

　　如目前研究和临床讨论中所使用的那样,"精神性"一词经常被做了削足适履的改造,其宗教的含义被削减,从而转化为一种心理学的概念(construct),几乎毫无独特之处。[①] 在那些声称意欲测度精神性的研究中,实际上被用来挖掘这一概念的许多问题要么是依据宗教来衡量的(宗教与精神性是否是同义的),要么是根据"宁静"、"与他人的一体性"、"目的与意义"、"惊奇或敬畏感"、"宽恕"、"感激"、"存在意义上的安康"以及其他良好的心理健康的类似指标来进行评估的。后一种评估精神性的方式对研究结果产生了极大的影响。

　　当精神性被定义为良好的心理健康,并被与抑郁、自杀的念头、焦虑或其他作为心理疾患的指标的概念并列起来时,就不可避免地出现一种对立性关系。研究人员自然就会推断说,精神性与良好的心理健康、较少的心理疾病联系在一起,而且,由于心理健康往往影响身体健康,精神性也就与更好的身体健康联系在一起。于是,被定义为良好的心理健康的精神性就被发现与良好的心理健康相关联。这是经得住推敲的研究吗?显然不是。这叫做同义反复——一种循环性的推理,即一个概念被与自身关联起来。这是当今开展的精神性和健康研究的一个严重缺陷。即便是匆匆地回顾一下那些宣称探讨精神性的研究,也不难证明这一点。这些研究本应当仔细解答那些被用来评估精神性的诸问题的。

38

---

① 　A. 毛瑞拉-艾尔梅达(Moreira-Almeida)、科尼格,《保留宗教性与精神性两词的意义:评世界卫生组织生活质量—精神性、宗教性和个人信仰研究小组的'针对作为生活质量组成部分的精神性、宗教和个人信仰的跨文化研究'》载《社会科学与医学》(*Social Science & Medicine*, 63,2006年,第843—45页)。

今天"精神性"一词的用法所呈现出的松散性和心理学的特点,是一种令人欣羡的更具包容性尝试的结果,试图用这个术语来包容许多不同的信仰体系,不论是宗教的还是非宗教的,而不冒犯或疏远任何一个。而且,如在前文中所指出的那样,这对在临床上解决精神性问题尤其重要。然而,其结果却是一个被稀释了的往往无意义的术语,围绕积极的情感和概念打转,却无自身的意义。如史密斯和登顿所指出的那样,"'精神性'的观念和语言,原本植根于虔诚的信徒——包括苦行者和僧侣——自由约束性信仰实践,然而却被剥离了它在历史宗教传统中的支撑,并被依据主体的自我实现的术语进行了重新的界定"[②]。精神性要比这一含义丰富得多。

肯·帕葛门特把"精神性"界定为"对神圣性的一种追求"[③]。帕葛门特是一个试图将这一术语安放在一个更为坚实的基础——如上帝、耶稣、穆罕默德、佛、婆罗门、终极真理或实在——之上的先驱者之一。尽管并不完美,但相对于今天普遍的各种定义,这已经是一个重大的改进了,而且至少赋予精神性某种(不同于积极心理学的)独特性,但仍然具有足够大的包容性,能够包容那些属于或不属于某一特定宗教传统的人。我们开始探讨精神历史的时候,不妨把这些考虑放在心上。

## 精神历史

采录精神历史是医疗专业人士被要求去做的最为核心也最为重要的事情。在完成精神历史之前,这一领域中的什么事情都不需要去做,这包括给病人转介牧师护理服务,参与和病人一起祈祷等精神活动,等等。精神历史将决定这一领域未来所有的干预措施,而且可能会影响为病人制定的医疗方案。

采集病人的精神历史是很有必要的,(1)可以了解宗教在病人应对疾病过程中所发挥的作用,或使病人有压力时所起的作用;(2)可以熟悉病人的宗教信仰,因为这与医疗服务有关;(3)辨别出病人那些如若处理不当就会影响其健康结果的精神需求。采集精神历史本身就是一次强有力的行

---

② C. 史密斯(Smith)、M. L. 登顿(Denton),《寻找灵魂:美国青少年的宗教与精神生活》(*Soul Searching: The Religious and Spiritual Lives of American Teenagers*, New York: Oxford University Press, 2005 年,第 175 页)。

③ 帕葛门特,《宗教与精神性的心理学? 是与否》,载《国际宗教心理学杂志》(9, 1999 年,第 3—16 页)。

动,除了以上所述的各项作用,同时也可达到多方面的目的。首先,采集病人的精神历史,向病人传达了这样一个信息,他或她自我这一层面已被医疗专业人员发现,并得到了他们尊重。第二,采集病人的精神历史可以收集许多重要的信息,有助于帮助医生了解病人许多有关健康行为的真正动机。第三,采集病人精神历史提供了有关病人社区内的支持系统资源的信息,有助于确保病人遵从治疗,获得足够的医疗随访,有人照看他们,并提供必要的护理。最后,它让病人明白,如果一旦有必要,这是医疗专业人士在未来愿意讨论的一个领域。

若干种手段已被用来采录精神历史(见后文)。尽管医生没有必要非得采用这其中的一种手段,但是用一种小心妥善的方式来搜集和处理特定的信息则是非常重要的。那么,选择一种手段来采集精神历史时,我们需要考虑以下五个特点。第一,问题应该简短,采集过程只需几分钟,不要耗时太长。考虑到在评估过程中医疗专业人员还需搜集其他大量信息,因此简洁是非常必要的。第二,作为手段的问题必须简单易记,这样才不会忽略掉重要的信息。第三,问题必须是有效的,有助于收集所寻求的信息(即具有合适的内容,适宜于特定的环境)。第四,手段必须以聚焦于病人的信仰——精神历史必须以病人为中心。所采集的信息只与病人的宗教信仰有关,而与医生的宗教信仰毫无关联。此举的目的是了解病人的宗教信仰以及他们的宗教信仰在健康和疾病中起到的作用,而不是加以评判或试图改变这些宗教信仰或者没有信仰的状况。最后,这些手段必须有可信性,就是说,必 41 须被该领域的专家认定是有效且合适的。以下是 4 份满足了大部分标准的精神历史样本。每一份都有其优缺点,手段的选择取决于个人的偏好、环境和可供利用的时间。

## CSI-MEMO <sup>*</sup> 精神历史

这份精神历史包括四个问题,最初发表在《美国医学协会杂志》(JA-MA)[④]上,经过修改之后被用在了忙碌的临床环境中——特别适用于那些正在为其制定治疗方案的住院病人。这个样本问及病人精神历史的四个方

---

\* 这一样本的命名方式是选取每一个问题中的关键词的开头或多个字母,被选中的字母在原文中都用大写字母表示了出来。

④ 科尼格,《一位 83 岁极为虔诚的患有慢性病的妇女》,载《美国医学联合会杂志》(288,2002 年第 4 期,487—93 页)。

面,因为这些方面与病人住院期间和之后的治疗与护理都直接相关。

1.你的宗教/精神信仰为你提供慰藉(Comfort)还是成为你的压力(Stress)之源?

2.你拥有可能影响(Influence)你的医疗决策的精神信仰吗?

3.你是否是某个宗教或精神团体的成员(MEMber),它对你是否具有支持的作用?

4.你是否有任何其他(Other)的你希望他人来帮你满足的精神需求?

这是一份简短的精神历史,其来源可靠,能够弄清楚大部分可能影响医疗决策或引发其他需要转诊特遣牧师或教牧辅导师才能解决的问题。并非所有信息都得一次收集完毕,尽管所有的信息都和病人的护理有关,就住院病人来说,所有的信息最终都应当收集起来。可以用 CSI-MEMO 这一记忆代码来帮助记忆上述精神历史中所提出的问题。

## ACP 精神历史

美国医师协会(American College of Physicians)与美国内科医学协会组成的一个共识小组建议,在保守疗法的护理中应当向病人询问以下 4 个问题,这些问题也是在实施保守疗法的背景下提出来的:[5]

1 信仰(宗教、精神性)在这次生病的过程中对你是重要吗?

2.信仰在你生命中的其他时刻对你是重要的吗?

3.你有可以跟你谈论宗教问题的人吗?

4.你喜欢跟人探讨宗教问题吗?

这一份精神历史来源可靠,源自于一个著名的医学机构,已被发表在重要的医学杂志上。所使用的手段简短,便于记忆。它也是以病人为中心的,而且没有过多地涉及病人的隐私,因而医疗专业人员不必过于积极地去满足病人的精神需求。这一工具发表在《内科医学杂志》上的一篇论文中,其作者是三位学术界的重量级人物:伯纳德·卢(Bernard Lo),加州大学旧金山分校的一位医学伦理学家;提摩西·奎尔(Timothy Quill),一位极受尊重的、广为人知的医生—学者;詹姆斯·塔斯基(James Tulsky),杜克大学的一位著名的内科医师和伦理学家。然而,这个样本的一个重大的缺点是,所设

---

⑤  B.卢、奎尔、塔斯基,《与病人讨论指标性护理》,载《内科医学年鉴》(130,1999 年,第 744—49 页)。

计的问题没有收集几个重要方面的信息（确认病人的精神需求，与精神社群的联系，可能影响医疗决策的信仰）。

## FICA 精神历史

乔治·华盛顿大学医学中心医学副教授、乔治·华盛顿大学精神性与健康研究所主任克里斯汀娜·普查尔斯基提出了以下五个问题，用所得税记忆代码 FICA 可以很方便地记住：[⑥]

1. F—信仰：你的信仰传统是什么？
2. I—重要性：你的信仰对你有多重要？
3. C—教会：你参加什么教会或信仰社群？
4. A—适宜：你的宗教或精神信仰适宜于你的健康吗？
5. A：我们该如何满足你的精神需求？

这个样本也极为简短，内容相当合理，是以病人为中心的，发表于由同行评审的医学杂志上，便于记忆，满足了一个评价工具需要具备的所有特征要求。这是一个在门诊环境中采录精神历史的理想工具。

## 仅含一个问题的精神历史

前面提供的每一个样本在操作上都需要花费一定的时间，在具体医疗交往中还需要再费一番周折。在极为紧迫、不允许多有耽搁的临床环境下要去采录精神历史，医疗专业人士可能仅有提问一个问题的时间。我的推荐如下：

你有什么和你的健康相关的精神需求或考虑吗？

这样一个问题至少能够让病人明白，这是医疗专业人士关注的一个领域，若有必要，它为以后展开关于精神问题的谈话打开了一扇门。

在开始采录精神历史之前，医疗专业人士应向病人解释为什么要提问这些问题。如果没有首先让病人有所准备，那么，这个话题有可能造成不必要的焦虑或恐慌。病人可能从家人或朋友那里看到过类似的经验，就是说

⑥　C. 普查尔斯基等人，《采集精神历史能使临床医生更全面地了解病人》，载《姑息性医学杂志》（*Journal of Palliative Medicine* 3，2000 年，第 129—37 页）。

当患病的人病情的确很严重,再也没有别的选择时,医生谈到了宗教问题。病人总是在留心有关其病情进展的线索,因而很可能特别在意医疗专业人士所用的每一个字眼。由于这一原因,医疗专业人士应当向病人说明白,他或她要提问几个关于精神信仰的问题,而这与病人目前的状况没有任何关系,其目的只是想更留心一些病人可能会有的精神信仰或需求。确保病人明白了这一点之后,精神历史的采集就可以开始了。

医疗专业人士应当以一种细致而尊重的态度来采录信息,这一点极为重要。把这些问题转交给特遣牧师是远远不够的,因为80%的病人不会见到特遣牧师。医疗专业人士需要亲自采集精神历史,并因此而能与病人交流,告诉他们若将来这些问题与治疗和护理有关时,他或她愿意谈论这些问题。另外,询问这些问题将会为他或她提供第一手的资料,知道病人的具体答案,这样他或她就能够确切地知道,病人的精神需求是否得到了满足,并据此而做出了医疗决策。

## 没有宗教信仰的病人

当采集精神历史时,如果病人表示他们对宗教或精神性没有兴趣,并且这些因素对于应对疾病没有作用,医疗专业人士该做些什么?当病人向医疗专业人士传达出这样的信息时,医疗专业人士应该立即改变采集精神历史的策略和方向。此时医疗专业人士不应当仅仅关注精神性或宗教,还可以询问病人他们是如何克服疾病的,在目前生病的情况下,是什么赋予生命以意义和目的(孙子孙女、爱好,等等),他们坚持什么样的可能影响疾病治疗的文化信仰,有哪些社会资源能使他们在家养病等问题。用这种方式,医生就可以既收集到重要信息,也不冒犯病人或使他们感到不舒服或者有压力。这一方法能够使病人按照自己的节奏来解决宗教或精神的问题,或根本不需要考虑宗教或精神问题。医疗专业人士千万不应当让病人因为没有宗教信仰而感到愧疚,这一点极为重要(后文将对此进行详谈)。

更具争议性的是,即便是可以告知无宗教信仰的病人可以利用的精神资源的话,一旦病人们想要利用,医疗专业人士究竟该掌握什么样的尺度。不让无宗教信仰的病人了解其他病人可以享用的精神资源(即特遣牧师提供的服务,教堂提供服务的时间,与愿意这样做的医疗专业人士一起祈祷)是公平的吗?如果医疗专业人士提供这类信息的话,他或她必须方式恰当,不能侵害病人自由而不受限制选择的权力,而且病人不接受关于精神资源的任何信息的选择,也必须得到尊重,且任何时候都不得加以侵犯。

## 筛查之后

采集精神历史可为医疗专业人士提供有关病人精神性和由疾病带来的精神需求的重要信息。接下来医疗专业人士该做什么?确定病人的精神需求后,医疗专业人士在记录和满足这些需求过程当中发挥什么样的作用?几乎没有一项研究可以帮助我们确定医生采取什么样的措施大致是正确的,除了采集精神历史之外,医疗专业人士究竟该做到哪一步,仍然有很大争议。此处,我将探讨医疗专业人士在采集精神历史之后可以做的一些事情:记录有关信息、有效组织资源(包括教牧护理转诊)、支持精神信仰、参加精神活动(如祈祷)、建议精神活动,携手宗教团体,从而优化医疗服务,确保社区内的检测。

**记录**　理想的情况是,病历中应当留出一个地方来记录病人的精神历史,精神兴趣的缺乏,特殊精神需求的存在,任何已有的教牧护理方面的随访。这有助于避免几个医疗专业人士都来采录精神历史,重复他人的工作,从而烦扰或刺激病人这一问题。任何一名医疗专业人士都可以直接翻到病历的这一部分,查看是否已有精神历史记录,已有什么样的内容。电子病历在临床上的使用使得进行这样的记录变得容易操作,也方便查找。采集精神历史并将它记录到病历上往往就已足够;但有的时候,还需要做更多的工作。以下所推荐的事情,则主要基于临床经验和常识。

**有效组织资源**　病人的精神需求被确认之后,必须进行判断的问题是:医疗专业人士是否能够满足这些需求,是否需要转诊。在这一领域,医疗专业人士的兴趣、训练和经验差异很大。无论如何,我认为,作为医疗团队的负责人,内科医生有责任确保病人精神需求由某个人来满足,即便是内科医生不可能是果真能够满足那些需求的那个人。一项针对 160 位负责最初保健护理的医生的调查表明,69% 的人不同意这种说法:"只有牧师才应当解决宗教问题。"[⑦]有时候,内科医生或其他医疗专业人士采取的相对简单的干预,就足以彻底解决问题。有时医生只需专注礼貌地倾听即可。然而,有时候病人还需要更大的帮助,但是,很少有医疗专业人士有时间或必要的训

46

47

---

⑦　科尼格等,《医生对于宗教在医生与老年病人之间关系中的作用的看法》,载《家庭医学杂志》(28,1989 年,第 441—48 页)。

练去满足更高层次的精神需求（甚至那些有这种想法的医疗专业人士有时候也做不到）。由于这一原因，当出现复杂的精神问题时，建议病人转诊，去求助教牧护理专家（当然是在获得病人的同意之后）就是非常重要的。

如本书一直强调的那样，在健康护理环境中，专业的特遣牧师是真正的精神护理专家（见第 7 章）。由专业特遣牧师协会（或其他已被认可的全国性特遣牧师服务组织）认证的特遣牧师，为满足内科和精神病科病人的精神需求，经受了大量的培训。其培训通常包括四年的大学教育，三年的神学院教育，以及在医院环境中一年以上的临床教牧教育。在接受正规培训后，需参加笔试和口试才能，还需要有牧师所在教区办公室出具的推荐信，才能够获得资格证书。因为特遣牧师是这一领域真正的专家，若有可能，应让他们尽可能发挥最大的作用。如果找不到特遣牧师，病人也可以向教牧辅导师或病人所属教派经过培训的牧师进行咨询。但需要注意的是，许多——也许是大多数——社区神职人员并未接受过足够的训练，因而无法满足医疗环境中出现的各种精神需求。因此，特遣牧师或接受过训练的教牧辅导师也许是能够全面解决住院病人独特的精神需求的仅有人选。

然而，一些病人可能会拒绝去见特遣牧师。如上文所指出的那样，经过与医疗专业人士长期交往之后，病人可能觉得与该人交流宗教顾虑或疑惑更自在一些。有时候，在出现了精神问题的关键时刻，却找不到特遣牧师，例如，在急救室，门诊部，或在康复中心、疗养院这类重症护理环境中。在这种情况下，医疗专业人士应先花几分钟来理清病人的忧虑（以一种关爱而表示支持的方式倾听），然后把病人转诊给教牧护理专家，从而获得更明确而又有把握的处理方式。如果病人拒绝见特遣牧师，而其精神忧虑又相当大，那么，重复性温和而有说服力的鼓励（但不能恐吓）可能有助于病人改变心态。

其他病人可能需要的资源是宗教性的阅读资料、参加宗教活动的机会（设在医院的小教堂，电视）、负责与教会联络的人、与牧师或其教堂与家庭成员共同祷告的时间。应该尊重这些需求，对环境加以改进，从而使病人精神需求得到满足。在医院这一忙碌的环境中，尤其需要注意到这一点，因为在这里，例行的事情往往被放置在病人的需求——特别是病人的精神需求——之前。如果对此置之不理，那么，病人就无法获得利用他们不生病时通常使用的宗教资源，而被迫待在医院的环境里（也就是说，他们被迫脱离了他们的精神资源）。医院等机构有义务防止这一脱离现象的出现，正如军队和监狱官员必须为士兵和囚犯提供利用宗教资源的机会、保障其从事宗教仪式的自由一样。

**支持精神信仰**　医疗专业人士在采集病人的精神历史，并了解精神信仰如何被用来应对疾病时，对病人表示尊重和寻求其理解是非常重要的。尽管病人的信仰对医疗专业人士来说可能是不熟悉的，与他或她本人的信仰不同，甚至与医疗、疗养或康复方案相冲突，医生的目的是了解病人的世界观，从而理解为什么该病人会有诸如此类的信仰（详细讨论见第 6 章）。 49

如果宗教信仰和治疗互不冲突，似乎也被病人用来帮助应对疾病，而且显然不是没有理智的或是有害的，那么就可以考虑支持其宗教信仰和习俗。这种活动可能会有点过头，一些医疗专业人士只愿意采集精神历史，认可并尊重病人的信仰，在必要的情况下建议转诊。但除此之外，他们就会感到不舒服。其他医疗专业人士在采取这下一步的措施时会感觉稍好一些。因为在众多研究中宗教信仰已被证明有助于病人应对疾病，而这最终又会影响病人对于治疗方案的遵从和病人的治疗结果，所以我认为，医疗专业人士支持病人的那些能够带来慰藉、希望和意义的宗教信仰是正确的。这一支持的目标不是使病人变得更虔诚，更具精神性，而是强化病人已在使用的一种有效的应对疾病的行为，因为这可能影响身体疾病的治疗结果。医疗专业人士的意图始终是使健康最大化，而不是推动宗教。有众多的证明表明，宗教信仰和宗教习俗往往有助于病人更好地应对疾病，与较少的抑郁联系在一起，并可能影响医疗状况的走向。第 1 章已经对这些证据进行了总结。

为了提高病人应对疾病的能力，医疗专业人士甚至可以指出，存在着来自科学研究的证据，证明宗教信仰能帮助并能更好地应对疾病，并进而影响他们的健康状况。然而，对没有宗教信仰的人指出这点是不合适的，甚至可能被视为恐吓。我们要记住的是，医疗专业人士应支持和鼓励的信仰和习俗，是病人业已投入其中的那些，而不是向他们介绍新的信仰或鼓励陌生的习俗。 50

始终使所提供的支持以病人为中心，确保支持的目的与病人的健康相关，这两者都极为重要。医疗专业人士在维护和支持的是病人自己的信仰，无论病人的信仰是什么，无论病人是否虔诚——不论什么时候，都要密切关注并遵从来自病人的线索。询问和解决病人的精神问题有点像是跳舞。在舞厅跳舞时，其中的一个舞伴始终处在领舞的位置。医疗专业人士在处理精神问题时，一定要明白：是病人在领舞，而且病人可以随时让舞蹈终止。

**与病人一起祈祷**　在病人治疗护理中，满足精神需求最具争议性的一个方面是，医疗专业人士是否应该亲自参与到病人的宗教活动中，或者这种做法是否超越其职责范围和专业角色。医疗专业人士最常碰到的精神活动就是与病人一起祈祷。如果在病人不知情的情况下,医疗专业人士为他们默默地祈祷,是不存在争议的。[8] 然而,任何超越上述行为的举动都有一定的风险——有些医疗专业人士可能认为值得做,而其他人却不这么认为。从一方面来讲,当医疗专业人士人和病人共同祈祷时,这种行为能为病人提供巨大的安慰和帮助,并进而强化医患关系。从另一个角度来看,医疗专业人士主导的祈祷,会使病人感到被强迫和压迫,因而会感到不适应。有些人甚至认为,这种宗教活动永远也不应该发生在不是特遣牧师的医疗专业人士和病人之间,[9] 并且也有报告表明,一些病人家属因医疗专业人士处理此类情况不当或不加区别地对待而起诉并获得胜利(见第 5 章)。其他人则认为,是否与病人共同祈祷应该分别逐一确定,因为这么做是否得当,很大程度上取决于病人、特定的环境和医疗专业人士(第 3 章有专门篇幅讨论何时与病人祈祷是适当的,何时是不适当的)。由谁发起这一活动也是一个关键因素。

病人们更可能希望与医生一起祷告,反之则不然。实际上,许多医疗专业人士(特别是内科医生)却没有意识到病人会有这一希望。一项 1980 年代中期针对 160 位伊利诺伊州从事最初保健护理的内科医生的抽样调查显示,只有大约三分之一(37%)认为病人想和他们的医生共同祷告(这主要是就那些患严重或者致命疾病老年病人来说的)。[10] 当同一地区的老年病人被问起他们是否愿意他们的医生与他们一起祷告时,29% 的人表示"是的,有些愿意",53% 的人表示"是的,非常愿意",只有 5% 的人"完全反对"。[11] 如前面指出的那样,医疗人群的其他研究也有相同的结果。大约 28%—67% 的病人对医生与病人共同祷告持肯定态度,[12] 64% 的美国人认

---

⑧ 如果医疗专业人士向病人表示他或她可以为病人祈祷,必须征得病人的同意,这一点始终是非常重要的。如果医疗专业人士没有告诉病人这一点,那么,我认为,就没有必要征得病人的同意。

⑨ 斯隆等,《医生应当给病人推荐宗教活动吗?》,载《新英格兰医学杂志》(342,2000 年,第 1913—16 页)。

⑩ 科尼格等,《医生对于宗教在医生与老年病人之间关系中的作用的看法》。

⑪ 科尼格等,《宗教、健康与衰老》(Religion, Health and Aging, 1988 年)。

⑫ D. E. 金等,《医院住院病人对信仰康复和祈祷的信念与态度》,载《家庭医学杂志》(39,1994 年,第 349—52 页);L. C. 卡德金等,《HIV 阳性病人的临终决策:精神信仰的作用》,载《艾滋病》(AIDS 12,1998 年第 1 期,第 103—7 页)。奥雅玛等,《家庭医学中的宗教信仰与实践》,载《家庭医学档案》(7,1998 年,第 431—35 页);麦克莱恩等,《病人对内科医生关于精神性讨论与实践的偏好》,载《普通内科学杂志》(18,2003 年,第 38—43 页)。

为,若病人有所要求,医生应与病人共同祷告。⑬ 这种说法尤其适用于患重大疾病和绝症的病人,这种情况下,超过半数的病人表示希望他们的医生与病人共同祷告。⑭

甚至在 1980 年代中期,有相当比例的从事最初保健护理的内科医生表示他们曾和患者共同祈祷过。在上述有关伊利诺伊内科医生的调查⑮中,三分之一的人表示他们曾在其从医生涯的某个时候与患者共同祈祷过。在这三分之一的医生中,仅有 10%(6 位医生)表示祈祷根本没有帮助到病人,而 34% 的医生认为"有点作用",55% 的医生认为作用"很大"。在一项针对来自圣路易斯医学研究中心内科、精神科、外科、家庭医学的科室 78 位医生的调查中,55% 的医生表示,在无危机的情况下,⑯有病人要求医生和他们一起祷告(若把危机情况考虑在内,这个数字还会进一步上升)。因此看起来有相当一部分病人会喜欢(并且会要求)医生与他们共同祷告,并且有相当一部分医生曾与病人共同祷告过,并且大多数取得良好效果(依据针对医生的研究)。

尽管我将在第 3 章详细地讨论医疗专业人士开始的祈祷和病人开始的祈祷的时机选择和必要条件,我在这里还是要简单地提一下有关的几个方面。有人担心,如果一名医疗专业人士与病人在公共场合共同大声祈祷,那么就会出现"宗教恐吓的迹象"(尽管病人要求这么做)⑰。持这种观点的伦理学家认为,只有在无法找到特遣牧师的情况下,以医生为主导的祈祷才是可以接受的。尽管我能够理解这一忧虑,但我不赞成这一观点。在有些情况下,一些病人不想和不熟悉的神职人员一起祷告,却喜欢和医疗专业人士一起祈祷,因为他们已经与之相处数年,并逐步建立起了对于医生的信任。一个病人可能会想与一名内科医生或外科医生共同祈祷,因为后者负责其治疗。与医疗专业人士一起祈祷会让病人有一种信心,即医生在根据上帝的意志,带着上帝的保佑,听从上帝的指引而前进。祈祷不必非常复杂或面面俱到。大多数没有多少或根本没有训练的医生也能够说一段简短

⑬ 杨克洛维奇·帕纳斯公司,为 Time/CNN 供稿,1996 年 6 月。

⑭ 麦克莱恩等,《普通内科医学》。

⑮ 科尼格等,《医生对于宗教在医生与老年病人之间关系中的作用的看法》。

⑯ J. T. 奇布诺尔等,《宗教与临床:医生信仰的作用》,载《南方医学杂志》(94,2001:第 374—79 页)。

⑰ T. F. 达奇(Dagi),《祈祷、恭谨与职业规范:医院宗教表达的局限》,载《临床伦理学杂志》(6,1995 年,第 274—79 页)。

的、支持性的、以病人为中心的祷文（见后文）。还有另外一种办法，那就是，若病人提出祈祷，医生可以鼓励病人本人说祷文，医生参与的方式就是亲临现场。有些病人可能对此不太满足。还有一些人则可能因危机情况太重而无法祈祷。

绝大部分医生一致认为，如果病人要求医生与他或她一起祈祷，那么，这样做则是合适的[18]。然而，大多数病人却并不知道和他们的医生一起祈祷竟然是可能的。由于最近这一段医生在与病人共同参与的宗教活动中缺席的历史，许多病人害怕就这个问题请教医生。因此，我建议，如果医生愿意祈祷，他们应当把自己的态度告知病人，但并不主动开始祈祷。如果病人的确想祈祷，他们可以在以后来访时随时提出请求。这就让病人知道，医生愿意与他们一起祈祷，而且这也给了他们时间去好好考虑，这是否是他们真正想去做的一件事。如果是的话，病人则可以自己去跟医生谈论此事。如此一来，就不会有来自医生的胁迫，而祈祷则始终是由病人来开启。

医生将如何着手与病人一起祈祷？假设所有如在第3章中列出的关于时机选择的条件都得到了满足，那么，祈祷应当是简短的、鼓励性的、令人欣慰的。医生总是应当询问病人希望祈求得到什么。祷告内容应与病人的宗教信仰相一致，有病人希望祈求的东西。医生若想当然地认为他或她知道病人祈求什么，则是不明智的甚或是粗鲁的。询问病人医生应当祈祷什么，显示了医生的尊重和谦逊。另外，医生将会从病人对这一问题的应答中对病人有更好的了解。病人的第一选择是什么，最大的愿望是什么？可能不是身体的治愈，但也许是祈求应对疾病的力量，或是希望家人或朋友安康。医生不应当想当然地看待任何事情。

随后，医生可以通过抓住病人的一只手，或是把手放在病人的后背或肩部而开始祈祷。这取决于医生的舒适程度、医生与病人的年龄和性别。在祈祷的过程中，医生可以决定是否合上眼睛。祈祷的时间应该少于一分钟。在医院的环境中，医生不适宜和病人进行冗长而繁杂的祈祷。如果病人相信一个人格化的上帝，医生就可以强调上帝对那个人的爱，为病人向上帝祈求宁静、安慰和力量，祈求上帝能让病人及家人获得战胜疾病、度过难关的力量，让医生获得有效治疗病人内科和外科疾病的智慧和技能。

关于是否该祈求身体的康复（考虑到若身体治愈并没有如期而至，可

---

[18] 柯林等，《医生的宗教特征和他们在临床上涉及宗教与精神性时的态度与自报行为之间的联系》。

能会带来失望情绪），一直存在争议。所以，在询问病人祈求的内容时，最好提前和病人探讨这个问题。许多病人喜欢祈求身体康复的祈祷，因此这一点不应当被忽略。有些医生甚至祈祷他们所开的处方会有奇效，能够帮助病人的身心快速、完全康复。

**推荐宗教活动**　如果宗教信仰和宗教习俗与不吸烟或锻炼身体对健康的影响相同，那么，医生是否应该给病人推荐宗教活动？[19] 医生是否应该敦促没有宗教信仰的病人信教，祈祷，定期参加宗教活动，开始学习宗教经文，以便保持健康？大部分情况下，这么做超越了医生的职责范围，有严重的胁迫和侵害病人权力的潜在可能性。首先，宗教信仰是病人生活中敏感和极具私人性的领域，从伦理上说，医生不应对病人宗教的信仰与行为施压。其次，临床试验并无证据能够证明，如果病人为了更健康而变得更为虔诚，好的健康状态就会随之出现。研究表明，有宗教信仰的人往往有较好的健康结果。这些人通常是因为宗教的原因（而非健康的原因）而具有宗教信仰的。极为虔诚的宗教信仰和实践在先，良好的健康状况是它的一个不期而至的后果。最后，为了健康的原因而推荐更大的宗教活动，必然会导致"别有用心"地利用宗教达到非精神目的的现象，而这一外在的虔诚往往与良好的健康状况不相关联。尽管如此，含混不清的区域总是存在的，难以一概而论，而需要逐一辨别，认真对待。

**携手宗教社群**　尽管并非所有的医疗专业人士都愿意与病人一起祈祷，但是仍然存在其他精神干预措施，可以帮助改善病人的健康状况和提升他们所获得的治疗与护理的质量水平。如在第 1 章所指出的那样，随着医疗保健开始越来越远离昂贵的医疗机构，医疗专业人士和医疗系统有必要考虑借助于"教区护士"（或世俗领袖）而与宗教社团相结合，以便更充分地满足社区内病人及其家庭的健康需求。尽管这一说法适用于所有的美国人（他们中的 70% 属于一所教堂、犹太教堂或者寺庙），但是像这样的结合对于满足少数民族社区的健康教育及疾病预防的需要尤为重要，因为在这些少数民族社区中的人们虽然有虔诚的宗教信仰，却有着极高的疾病发病率并且其疾病往往产生严重的后果。不利于健康的生活习惯（如吸烟、酗酒以及吸毒）、极低的疾病筛查率（乳腺癌、子宫颈癌、前列腺癌、结肠癌、高血压和糖尿病）、缺少饮食、锻炼以及体重保持的知识和缺少医疗的机会等等，都成为导致这些社区的医疗差异问题的原因。在这些宗教社区中开展

----

[19]　斯隆等，《医生应当推荐宗教活动吗？》

的解决健康问题的活动在许多情况下已经有了显著的效果。[⑳]

56

对于医疗专业人士来说，除非是病人病得很重，让他们住院越来越难，而且往往是只能把病人从诊所送回到家中，因为没有其他地方可以安置他们。在未来的 30 或 40 年里，这种情况在美国将有增长趋势。因为到 2011 年左右，那些在二战以后的生育高峰期出生的人们都达到了退休的年龄，在美国年龄为 65 岁的人口数将由现在的 3500 变为 7500 多万。[㉑] 按照极受尊重的权威期刊《科学》上的一篇文章，艾德·施耐德（Ed Schneider，南加利福尼亚大学安德鲁斯老年医学研究中心主任）指出，如果我们仅仅继续沿着现有的轨道发展的话，那么，一些在生育高峰期出生的人将在城市的公园和街道度过他们的余生，因为到时候找不到为他们提供护理的地方。[㉒]

宗教社群总是最早满足贫穷者、一无所有者以及一些被社会所抛弃的人们的需求，而且从历史来看，他们也是最早满足社区中那些承担不起医药费用的人们的健康需求。宗教社群是培养健康志愿者的源头，为生病的社区成员提供实用的服务，同时也让这些成员的家人得到短暂的休息。与教区护士（他们是注册护士，既是宗教社群的成员，又能领导那里的医疗保健工作）一起合作有助于确保为病人制定的医疗计划得以实施，同时，严重恶化的疾病可以得到及早地确诊，能够得到合适的随访服务。教区护士除了发起健康教育及健康体检筛查的活动以保障社区成员安康之外，还可以动员组织志愿者，对他们进行培训。[㉓]

因此，看起来，携手宗教社群，满足那些获准出院、返回社区的病人们的健康医疗需求，对所有人都有益处。除了保持与宗教社群互相交流的渠道

---

[⑳] W. E. 黑尔（Hale）、R. G. 班尼特（Bennett），《通过医疗宗教合作建立健康的社区》（*Building Healthy Communities Through Medical-Religious Partnerships*, Baltimore: John Hopkins University Press, 2000 年）；L. J. 梅德维（Medvene）等，《在信仰社区内推进预立医疗指示的签署》，载《普通内科医学杂志》（18, 2003 年第 11 期，第 914—20 页）；G. 戈别-史密斯（Gorbie-Smith）等人，《信任、收益、满足与负担：通过非裔美国人教会降低癌症风险随机抽样控制试验》，载《普通内科医学杂志》（18, 2003 年第 7 期，第 531—41 页）；C. 霍约（Hoyo）等人，《在非裔美国人信仰社区控制慢性病项目的优先排序》，载《全美医学联合会杂志》（96, 2004 年第 4 期，第 524—32 页）；L. R. 杨尼克（Yanek）等人，《规划快乐：针对非洲裔美国妇女的心血管健康推进活动》，载《大众健康报告》（116. 补充材料 1, 2001 年，第 68—81 页）。

[㉑] 见网站 Http://www.aoa.dhhs.gov/aoa/stats/AgePop2050.html

[㉒] E. L. 施耐德（Schneider），《在第三个千禧年的老龄化现象》载《科学》（283, 1999 年，第 796—97 页）。

[㉓] 卡森等，《教区护士护理：服务与护理的故事》（*Parish Nursing: Stories of Service and Care*, 费城：邓普顿基金会出版社, 2002 年）。

通畅之外,内科医生和其他医疗专业人士还可以充当宗教会众的健康活动的顾问,或者是通过提供讲座和授课的方式参与到他们当中去。

57

## 总结与结论

满足病人的精神需求意味着,医疗专业人士必须学着以一种以病人为中心并且能够尊重病人的信仰的态度来采集病人的精神历史。精神历史可以提供与病人治疗相关的信息,同时也让病人明白,医生愿意与病人交流这方面的需求。在精神筛查的过程中所出现的所有精神需求,除了最为简单的,转诊给职业的特遣牧师和教牧辅导师,都应当是规则。医疗专业人士可以考虑支持一些病人觉得有益的而且明显无害的宗教信仰及活动。在特殊的情况下,医生可以考虑与病人一起祷告,但是这一举动比起评估其宗教需求或支持病人的信仰来说,风险更大一些。最后,医疗专业人士与宗教社群之间的交流渠道应该保持畅通,以便动员资源来满足病人获准出院或离开诊所后的健康和医疗需求。与教区护士合作,甚至自愿抽出时间来支持宗教会众的健康活动,是医疗专业人士在医疗机构内外满足病人的身体、心理以及精神需求的另外的一些方法。

58

# 第3章

# 何时容纳精神性

　　医生对病人进行精神评估和支持的时机选择是至关重要的。什么时候才是采录精神历史的最佳时机呢？在医疗评估的过程中,在什么时刻应当这样做,为什么？精神评估又应该隔多长时间再重复一次呢？什么时候医疗专业人士应该支持病人的宗教信仰？难道特定种类的病人和情况需要进行精神评估,而其他的则不需要吗？何时且在什么条件下与病人一起祈祷是合适的？针对这些问题,几乎不存在什么系统的研究,因而我们的建议就缺少坚实的基础,好在我们可以再次听从临床经验和常识的指引。

## 时机选择的重要性

　　在加护病房(ICU)里,一个病人刚刚从一场有生命危险的外科手术的麻醉中苏醒过来。在心脏病监护室里,另外一个病人刚刚从心肌梗死中恢复神智。在急救室里,第三个病人刚刚在一场车祸中受了重伤需要被抢救。在这些时刻提出精神问题,将极有可能从上述每一个病人那里引发相同的反应—恐慌。请记住,在过去(还有在最近、在某些文化中),当一个牧师或教长被请来看望一个病情严重的病人的时候,这是他将为这个人举行最后的仪式,因为死亡已经临近。[①] 那么,在这种时机下提出精神问题,可能会向病人传达错误的信息——他或她的病情已经没有希望,再也做不了任何别的事情了。继而病人对自己的健康状况会感到绝望而且会感到自己再也

---

① N.H.卡塞姆等,《冠状病患者如何应对最后一次仪式》,载《研究生医学杂志》(45,1969年第3期,第147—52页)。

不可能做任何事情了。当然,如果死亡已经临近,或者是精神问题在这种情况下出现,那么;医生也必须做好准备加以解决。然而,即便是在这种情况下,也没有必要引发不必要的恐惧。(如在第 2 章指出的那样)进行简短的介绍,说明白为什么要提问这些问题,通常就会减轻病人的焦虑。尽管有时候在采录精神历史之前,最好稍微耐心地等待事情稳定一些,特别是没有必要急切地去做的时候。

一个身体健康的人来到诊所,只是为了去除自己身上的肉瘤或痣。一个感冒的病人来看医生,只是为了开点药来缓解一下自己身体上出现的不舒服症状。一个男人为医疗保险而来进行一次体检。这些都是不必提出精神问题的时机。上述的这三个人都是提前与医生有约定,有自己具体的日程。像这样的人想不到会有关于其精神性的问题,因而也不会喜欢医生在这一时刻提出精神问题。事实上,这样做只可能会使他们感到困惑与不安。

一个护士正在采录一个病人的精神历史,该病人被送进急诊室缝缝合他手上因挥拳砸玻璃而留下的划伤。一个医生临时替代了自己正在度假的一个搭档,并在为搭档的病人进行出院后的随访检查。一个神经科医生正在看一个患有帕金森病的病人,而且这个病人是由给他进行最初保健医疗的医生推荐过来的。在大多数这类情况下,医疗专业人士与病人之前从来没见过面,而且可能以后也再也见不到对方。在医生与病人之间(无论过去还是未来)不存在稳定的关系,因而医生就没有理由去了解病人的精神信仰。

采录精神历史和进行其他精神干预的时机选择具有极为重要的意义。

## 何时采录精神历史

在一些特定的时刻,精神历史被主动暗示出来,因而可以在病人不吃惊、也没有警觉的状态下进行采集,而且还会于无意中传递出一些信息;还有些时刻,有足够的时间来应对医疗和精神方面的忧虑。医生首次采集精神历史的最佳时机有以下三个:(1)在对新来病人进行评估的过程之中,撰写病历的时候;(2)让病人入住医院、疗养院、临终关怀医院或是缓解疾病的医疗机构而撰写病历的时候;(3)作为对一个健康的人进行评估的一部分,进行保健维护访问的时候。在上述每一个例子中,医疗专业人士的时间都比在诊所中那匆忙的 10 分钟要充裕。

**新病人的评估**  当一个新病人第一次来到从事最初保健护理的内科医

生的办公室时,通常是要制作一份完整的病历,同时也要进行一次全面的体检。病历的一部分就是社会经历。了解其社会经历一般情况下是在询问既往病史之后与开始体检之前。询问社会经历通常包括询问病人的工作、教育、其他的家庭成员以及支持系统。在询问病人社会经历的尾声,也就是了解病人其他支持系统的时候,就是对其精神历史进行简要了解的最佳时机。

61　诸如病人的宗教教派、是否是某个信仰社群的成员、宗教是否能够提供安慰、这类信仰是否影响医疗决策等问题,在了解了病人的家人与朋友的情况之后,一切都会相当自然地出现。如在前一章中所指出的那样,得自于病人精神历史的所有信息都应该被记录在病历之中,以便在有必要的时候加以参考。在这个时候进行精神历史的采录,特别是再稍加介绍的话,不会使病人感到惊慌。这显然与在进行急迫的内科或外科手术的情况下提出精神问题有着很大的不同。

　　**获准入院**　当一位患有重病的病人要求紧急住院或入住疗养院时,在进行准入审批期间,也应当完成一份对病人的精神评估,特别若是在过去的6个月里没有这类评估的话。准备接受该病人的医生需要对其进行一次全面的宗教评估。然而,一般情况下,负责审批该病人入院的医生往往不是负责其最初保健护理的医生。大部分医院现在都雇佣专门的、被称之为院派医生(hospitalists)的内科医生来负责对所有住院的病人提供医疗护理。因为这些医生和医院的护士往往无法阅览负责其最初保健护理的医生所写的、可能包含此类信息的病历,所以,在审批病人入院的时候,就必须完成其精神历史的采录,因为这类信息会影响到医院对病人实施的医疗决策。如果病人入院只是因为要进行诊断或做一次治疗手术,而且只需要住一个晚上,那么,精神历史的采录可能就不那么紧迫,尽管这也要看要做的是什么样的手术,出于什么样的理由。对于所有新入住到疗养院、家庭保健医院、临终关怀医院的病人,也应当采录其精神历史。需要重申的是,这最好在采录其社会经历的时候进行。

62　　**保健访问**　很多人每年都接受旨在预防疾病以及身体健康的体检。比起那些病人因处理严重健康问题而做的来访,人们为保健来访而准备的时间通常要充裕得多。医生可以询问病人不同的生活习惯以及病人的家庭、工作和生活中的紧张性刺激(stressor)。在询问了关于家庭、工作及压力的来源等问题之后,医生再采录其精神历史就显得恰到好处。如前所说,这个时候提出精神问题不太可能让病人感到惊慌,好于在病人病情严重、危及其生命的时刻提出来。不管医生何时采录病人的精神历史,他们始终应该在裕如地、全面地解决了医学的问题之后,方才转向精神问题。

## 重新采录精神历史

医生在采录病人的精神历史时,尤其是在情况紧急的医疗机构的环境中,需要仔细认真,以便确保不让不同的医疗专业人士在同一次入住时重复采集。例如,如果负责最初保健护理的医生、院派医生、护士以及社会工作者都感到有责任采录病人的精神历史,那会怎么样呢?很可能的情况是,重复提出来的问题使病人不胜其扰。因此,一个被一致认可的好的原则就是,无论是医院里面的什么人为病人负主要责任,都应当负责采集病人的精神历史,并把它记录在病人的病历之中。这个人通常是主治医生。这样的记录不必太长,但需要明白地指出已经采集了病人的精神历史,精神问题对病人是否重要,以及宗教信仰可能会如何影响医疗决策或与医疗方案相冲突。如果主治医生已经进行了采集,经常自己去采集精神历史的护士们对此应当知情,并见机行事(反之则不然)。如在前一章所指出的那样,在病历中安排一个能达到同样目的的特别的部分,可以增进交流并避免重复。

一个医生应该隔多长时间重复采集一次精神历史?一次精神历史被采集并录入病人的门诊或住院病历之后,视病人的健康状况而定,可能要等几个月或若干年才需要对该历史进行修改或更新。当病人的健康状况、社交或者生活环境发生重大变化(例如:有了重病,遭遇重大事故,丧偶或丧子、搬到养老院,等等)时,就是需要更新的主要标志。医生都需要更新这个人的宗教经历调查的记录。病人被住院收留,就是重新评估其精神历史的充足理由。一般而言,常识和对于信息的需求,决定着精神评估的频度。

## 支持宗教活动

除了采集精神历史,医疗专业人士还可以为了改进病人应对疾病和疾病所带来的变化的能力,做出决定去支持病人的宗教信仰或活动。此时,时机的选择也非常重要。最佳时机就是在采集精神历史的时候,病人会谈到宗教在其应对疾病过程中所起的作用。仔细而心无旁骛地倾听病人的回答,并做出积极的言语的和非言语的反应,都是支持和尊重的方式。如果医生了解到精神因素对于病人的治疗非常重要,那么这个信息将来还可以加以利用,从而帮助病人适应特定的处境。

63

如果病人表示目前或过去对宗教信仰及活动有兴趣，但由于健康或交通的问题而不再参加或无法参加这些活动而感到遗憾，那么，医生可以温和地与病人探讨他或她是否愿意多参加这方面的活动，以及如何克服困难与障碍去参加这些活动。然而，要记住的是，支持病人参与精神活动，避免让病人由于未能参与这些活动而产生内疚感以及不舒服的感觉，并不是一件容易做到的事情。医生应当随时保持警惕，避免后一种情况发生；而且，一旦病人有不想参与此类活动的暗示，或看起来因探讨这类话题而感到不舒服，医生就应当立即打住话头。

如果病人表明自己对精神问题没有兴趣，那么，医生就没有机会支持或鼓励这类活动。如在前文所提到的那样，医生可以决定询问社交性活动或更宽泛一些，谈论一些无私利他的活动，而不必拐弯抹角地谈论宗教或精神性。对于没有宗教信仰的病人，医生有另外一种方法，就是谈论能够引发"放松反应"的身心冥想的技巧，这一反应被证明具有降低血压、减少焦虑的作用，而且对改善神经内分泌与免疫系统的功能有积极的影响。[2]

## 向牧师转诊

如果发现病人的精神需要，医生通过倾听、支持的方法而无法很好地解决，那么，转诊于特遣牧师或其他牧师则是必要的。特别是当病人与医生有着不同的宗教背景与文化时，这一办法尤其适用。转诊应当是越早越好。尽管这有赖于医生在这一领域的胜任状况、训练和专长，但显然医生很少接受过特遣牧师所接受的那种训练。许多医生感觉没有准备，力不从心，并且缺少满足病人精神需求的时间与兴趣，因此他们（在采集病人的精神历史之后）也不会为把病人转诊于这类问题上真正的专家而感到内疚。医疗专业人士也应当尝试去了解特遣牧师群体，因为他们能够帮助医生们了解自身的优势与不足，而且获得关于本领域其他牧师资源的信息。

## 与病人一起祈祷

什么时候与病人一起祈祷才是可以接受的？这取决于祈祷是由医生首

---

② 　H. 本森（Benson）等，《永恒的康复：信仰的力量与生理》（*Timeless Healing：The Power and Biology of Belief*，New York：Simon& Schuster，1996 年）。

先提出来的,还是由病人首先提出来的。如我在上一章中所提到过的那样,一些专家建议医生永远都不要首先开启与病人一起参加的精神活动,而是应该等待,让病人迈出第一步。由于病人与医生之间权力地位的差异,每当医生首先开启这样的活动时,就会给人一种胁迫病人去这么做的印象。这是因为病人很难拒绝医生这样的要求,特别是当身处医院这样一种病人不可能选择自己的医生的环境中之时。这一忧虑尤其受到关注,因为调查表明,许多病人不愿与医生一起祷告。然而,也有医生希望首先提出祈祷的时候,特别是当医生感觉到有宗教信仰的病人正在经受巨大的痛苦的时候。

## 医生开启的祈祷

当医生决定与病人一起祈祷时,他们应当谨慎从事,并且要等待某些特定条件得到满足之后:

1. 医生对病人的精神历史进行了详尽的采录,并且确定病人愿意接受和欢迎这样的活动。

2. 医生要有与病人相同的宗教背景(例如:基督教、犹太教、佛教、伊斯兰教、印度教)。

3. 病人有精神的需求而且当时的情况也需要进行祈祷。

66

**精神历史已被采集**　在采集完整的精神历史之后,医生毫无疑问地知道病人会愿意接受祈祷的邀约。所谓"毫无疑问",换句话说,就是病人会确定地说"是的"(并且是真正地愿意接受它),就像与一个打篮球的少年会对与迈克尔·乔丹一起投篮的邀请说"是的"那样肯定,就像与一位科学家同意接受诺贝尔奖一样那么确定,就像一位维吉尼亚的居民愿意接受本州的中奖彩票一样确定。这里要表达的意思是很明确的。医生在向病人询问问题之前需要知道该问题的答案。如果病人极端依赖于宗教信仰来应对疾病,医生也通过主动提出祷告的方式来支持病人的这种信仰,那么,这样就能够增强病人克服疾病的能力而且也会为病人提供安慰。如果病人没有用宗教来应对疾病,那么,这将加大医生这一主动行为的风险,即它会被看作是一种冒犯,甚至会使病人难过不安。除非对病人的精神历史进行彻底的采集,否则医生无法知道病人将会如何反应。

**相同的宗教背景**　如果医生有着与病人不同的宗教传统,那么,医生对病人施加强迫的以及不适当影响的风险(不管医生是否有意)就会增加。祈祷的内容通常受祈祷所从中产生的宗教传统的影响。例如,向上帝祷告就要假定有一个人格化的上帝存在,倾听祈祷并做出回应。基督教徒、犹太教徒以及伊斯兰教徒在这一点上可能没有什么问题,然而,作为佛教教徒的病人可能就会有问题。此外,对基督教徒来说,一个人是应该为了身体的康复而祈求神灵的干预,还是应该在某一特定情况下祈求"上帝的意愿",是一个难以达成一致的问题。因此,甚至在宗教背景相似的情况下,教义的差异也可以影响到祷告的内容。然而,不拥有类似的宗教背景,对于祷告而言,是一个相对的而不是绝对的禁忌,③但这只适用于医生开启的祈祷。在极端的特例中,如果其他条件存在,一个犹太教或伊斯兰教的医生可能会开启与一个基督教的病人一起进行的祈祷,但存在着相当大的涉嫌胁迫的风险,而这应当小心对待,加以避免。

**病人有精神需求**    除非医生把与病人一起祈祷标榜为自己职业的一部分,而且病人在接受医生的诊治之前就已经被告知了这一做法的存在,否则,他们就不应当像做一件例行的事情一样开启与病人一起祈祷这一活动。对于大部分医生而言,它不是医生日常工作所需要做的。祈祷应该被保留到有危机的时候,或者病人和医生都不能控制结果——而且结果会很严重(当疾病威胁到生命或病人的生活方式,或是所爱之人的生命)——的情况下。即便是势必要做,医生在开启与病人一起祈祷的活动时,也一定要慎重对待,而且这一决定要与病人逐一落实。适宜于祈祷的环境应当是这样的,即很显然病人在经受着一场重大的、生死攸关的、具有精神意义的危机。如在前文所提到的如何对待精神历史那样,若是一个病人来打流感疫苗,来治疗轻微的感染,或治疗扭伤的脚踝,就不应当要求他进行祈祷。然而,到头来,还是应当由病人来判断,是否存在只有通过祈祷可以帮助满足的精神需求。

即使上述的三种条件都满足了,医生也应该在祈祷活动的整个过程中继续保持敏感,并能够发现来自病人的线索。医生应该确保病人始终感觉在可控制的范围内。如果医生想谨慎从事,避免由他们率先提出祈祷,那么,如在前文中所说的那样,他们可以直接告诉有宗教信仰的病人,他们可以随时与病人一起祈祷,并鼓励病人在未来某个想这样做的时候提出请求。如果能够遵循这些简单的基本的原则,那么,由医生首先提出来进行的祈祷,将几乎总会被病人很愿意地接受。

---

③    B. D 弗尔德斯坦(Feldstein),《走向意义》,载《美国医学联合会杂志》(286,2001 年,第 1291—92 页)。

　　医疗专业人士的专业也决定着开启像与病人一起祈祷之类的精神活动
的合适程度。一名负责最初保健护理的内科医生，要治疗一位心理健康稳 68
定但却需要应对一个艰难的医疗难题的病人，若医生建议祈祷，医生面临的
风险就小一些；相比较而言，一个治疗心理上脆弱、患有边缘型人格障碍的
病人的精神病学家，所面临的风险则要大得多。尽管所有的医疗专业人士
在某种程度上都应当小心对待这个问题，但是，精神病学家、心理健康咨询
师或精神病科护士，在和病人打交道涉及这些边界问题的时候，必须要比负
责最初保健护理的主治医师、外科医生或内科护士更加得谨慎。在第 5、11
章中将会探讨更多这方面的内容。

## 病人开启的祈祷

　　由病人开启的祈祷，其争议性小于由医生开启的祈祷，尽管如在前一章
所指出的那样，医学伦理学家对医生主导的祈祷持忧虑的态度，即便迈出第
一步的是病人。④ 如果病人首先提议，涉嫌胁迫的风险肯定会小很多。在
有些情况下，让病人来说出祷文是最为合适的。也许，若医生感觉与病人一
起祈祷不自在，或是不完全熟悉病人的宗教信仰，这可能是最佳策略。在那
些情况下，当病人祷告的时候，医生应该坐在他（她）旁边，或许握着病人的
手，并且在祷告结束时说"阿门"（对此，不同的宗教传统有不同的要求）。
然而，病人主导的祈祷可能难以产生像医生主导的祈祷那样的影响，因而许
多病人更喜欢后者。医生始终可以征询病人的偏好，尽管如果病人希望如
此的话，医生随之必须准备去念诵祷文。

　　如果医生是不可知论者或是无神论者，那该怎么办呢？如果医生不相
信祷告，还有必要遵从病人的要求吗？向病人隐瞒医生没有宗教信仰这一
事实，难道不是一种不诚实的表现吗？再一次，专家的意见是不一样的，⑤ 69
但是在我看来，如果一个医生在病人主导的祷告结束时说一声"阿门"能
够给病人带来安慰的话，那么，我想不出不这样做的理由——暂且不管医
生的个人信仰如何。说一声"阿门"并不等于承认对上帝、穆罕默德、佛

④　T. F. 达奇，《祈祷、恭谨与职业规范：医院宗教表达的局限》，载《临床伦理学杂志》（6，1995 年，
　　第 274—79 页）。
⑤　S. G. 坡斯特等，《医生与病人的精神性：专业边界、素养与伦理》，载《内科医学年鉴》（132，2000
　　年，第 578—83 页）。

或任何超自然之物的信仰。它只是意味着"但愿如此"(Let it be so)。但愿病人对于健康和康复(借助于药物、宗教或自然偶然的力量)的祈求都能如此。

作为医生,我们的作用是有时治愈,经常缓解,始终安慰。如果一个生病的小孩,怕得厉害,央求她的医生去检查一下她的泰迪熊,以确保小熊安然无恙,此时,医生能够拒绝她吗?不能,因为他想安慰这个小女孩。在这里,向那些对病人很重要的东西表示善意与关心,才是真正重要的。

## 总结与结论

本章审视了精神干预的时机选择。当门诊病人由于肉赘的去除、感冒、常规的派普斯涂片(Pap smear)筛查(一种检查宫颈癌的方法)或是一些其他的小问题来医院看医生的话,医生不应当采录其精神历史。医生也不应当在重病特别护理室或急诊室这样的环境中进行此类的评估,除非特定的处境明确显示,病人表现出了精神需求。医生采集病人的精神历史的最佳时间有以下几个:在对新病人进行评估的时候,特别是为那些患有可能影响其应对能力的重病或慢性病的患者做评估的时候;当病人由于新的身体健康问题或是旧病的恶化而住院,入住疗养院或是其他慢性病医疗机构,临终关怀医院,或姑息性治疗医院的时候;当身体健康的人向医生进行保健咨询的时候;或者任何需要做出可能受宗教信仰影响的医疗决策的时候。在下面的这些时候采集病人的精神历史有着最为重要的意义:当一场严重的或是慢性疾病正在威胁到病人的生命或是生活质量的时候;当一种重大的心理社会紧张性刺激出现,并可能引发损失或变故(例如离婚、丧亲之痛、家人生病,等等)的时候;当病人即将要进行一场重大的外科手术或其他的医疗程序,而结果不确定而且病人也很难应付得来的时候。在一个医疗状况发作或突然恶化之前就了解并掌握病人的精神资源,始终优于在发生紧急事件之际才开始精神历史的采集。

精神支持可以在采集精神历史的或其他环境允许的时候予以提供。除非明显是有害的,否则医生可以放心地对那些病人们发现有助于他们应对疾病的宗教信仰与活动予以简单的支持,尽管医生始终应当准备着把病人转诊于在满足精神需求方面有经验的神职人员。有些时候,在某些界定极为仔细的情况下,医生可以决定和病人一起祈祷,或者首先开启这一活动,或者答应病人的请求。为将涉嫌胁迫病人的风险降低到最小，最为安全的做法就是病人首先提出祈祷请求之后才去做。然而，在一些有宗教信仰的病人提出请求之前，医生可以暗示自己愿意与病人一起祈祷的态度。但是，医生花费在处理病人的精神问题上的时间，始终不应该替代全面地满足病人的医疗需要所必需的时间。

71

# 第 4 章

# 可能有的结果

从实用的角度而言,通过采集病人的精神历史、支持其宗教信仰、动员他人的精神支持等手段满足病人的精神需求,这一切可能有什么样的结果?这对病人所接受的护理质量及随之而来的医疗结果有什么意义?尽管到目前为止,仅有一项系统的研究考查了医疗专业人士(在该研究中指的是内科医生)满足病人的宗教需求可能产生的结果,但是,从那项以及相关研究中获得的信息,可以让我们假设可能出现的有关健康的种种结果。医疗专业人士满足病人的精神需求,能够对与病人的健康与护理相关的结果产生广泛的影响(有些是积极的,有些则是消极的)。

采录病人的精神历史,确保满足其精神需求,可以影响病人应付疾病的能力和生活质量、医生与病人之间的关系、病人对医嘱的遵从情况,以及病人疾病的整个走势及其对治疗措施的反应。与在医疗机构及社区里的牧师进行交流,向他们转诊病人,与他们进行互动,能够影响病人可以从社区中得到的支持与监护的质量,从而进一步影响其健康的结果。病人可能不是唯一受益的人。医生也可以获得把病人作为一个完整的人进行治疗的满足感,感觉自己的工作有更有意义,目睹因自己的护理病人变得更加幸福的情景。然而,他们努力的结果并不都是积极的——而这也是必须被考虑到的。

## 病人应对疾病的能力

信仰的影响不应该被低估。无论是宗教信仰,对于医生的信任,对医疗措施的信任,还是任何坚定的信念,信仰(信任)总是能够以一种强有力的方式来影响一个人的动机与情绪。这一观念构成了被最为广泛使用的一种心理疗法——认知疗法——的理论基础,在当今美国,该疗法被用来治疗抑郁症与焦虑。按照认知理论,功能不良的信仰以及悲观的想法是造成像抑郁症与焦虑这样的消极情绪的根本原因。认知疗法试图改变功能不良的信念以及适应不良的认知,而使病人对世界的诠释与看法变得更加真实与积极。根据认知理论,这一疗法的原则是:有了积极的信仰,积极的情绪随之而来。宗教信仰常常植根于一种积极与乐观的世界观。[①] 例如:大多数属于一神教的宗教传统的成员都相信:有一个仁慈的造物主管理着这个宇宙,并且对人类的祈祷做出反应;一切事物(甚至是消极的事件以及艰难的生活状况)都有意义与目的;人死后还有永生、幸福、煎熬终了的希望。像这样的信仰能够帮助人们更容易地融入以及适应消极的生活环境,触动家庭或社区的其他人向他们伸出援助之手。尤其重要的是,这些信仰能够给病重的人以希望,使得他们能够坚持不懈,应对那些不易被改变的艰难环境。

如果病人正在依赖宗教信仰和习俗来应对疾病,那么医生的任何认可以及强化这些信仰的行为,都将有可能增强病人的应对疾病的能力。研究告诉我们,就那些有着重大健康问题的病人的情况看,宗教信仰及习俗的确与更好的应对疾病的能力、更少的抑郁以及更大程度的安康相关联(第 1 章)。就患有内科疾病的病人的情况看,深刻而内在的宗教性动机预示着更快的摆脱抑郁的能力。医生通过利用与支持病人的信仰而对其进行的宗教干预,可以产生更快的化解抑郁症及焦虑的结果。[②] 再者,肯定病人的宗教信仰能够帮助他们更有效地运用其信仰,适应健康问题给他们造成的生活的变化。另一方面,如果宗教信仰或信念给病人造成压力而没有给他们提供支持,那么,找人帮助他们克服这些问题、渡过难关就变成极为迫切的了。

采录一个简短的、筛查性的病人精神历史,如何会影响病人克服疾病的

73

---

① 大部分已经确立的传统的宗教信仰体系都呈现出一种积极的世界观,即使有一些宗教信仰表面上似乎并非如此(例如关注罪恶、审判、果报,因而制定了严厉的、苛责性的、不通融的戒律的原教旨主义体系)。这些体系为通过宗教途径获得解脱提供了组织结构和简便易行的指导原则,并且通常对疾病与逆境相当同情(虽然并非总是如此)。

② L. R. 普洛普斯特(Propst)等,《宗教性与非宗教性认知—行为疗法对有宗教信仰者临床抑郁治疗的功效比较》,载《咨询与临床心理学杂志》(*Journal of Consulting and Clinical Psychology*,60,1992 年,第 94—103 页);M. Z 阿扎(Azhar)等人,《宗教心理疗法与焦虑症患者》,载《斯堪的纳维亚精神病学杂志》(*Acta Psychiatrics Scandinavica* 90,1994 年,第 1—3 页);S. M. 雷扎里(Razali)等人,《宗教—社会文化心理疗法对焦虑症和抑郁症患者》,载《澳大利亚与新西兰精神病学杂志》(*Australian & New Zealand Journal of Psychiatry* 32,1998 年,第 867—72 页)。

过程呢?首先,当医生询问病人的宗教信仰的时候,有信仰的病人就有机会向医生讲述或证明信仰是怎么样帮助他们应对疾病的。把宗教用作应对疾病的方法的行为,其收益在被用言辞表达的过程中得到了强化;这会使病人对这些益处有更加清楚的体会和认识。其次,大多数病人认为,如果医生问及某事,那么它一定是非常重要的——因为医疗专业人士没有很多的时间,所以他们只会问一些重要的问题。宗教信仰与活动如此重要因而引起医疗专业人士的关注这一事实,传递出一个强有力的信息,可以进一步强化其有效性(如果这些信仰给病人造成了压力,那么,这正好确证了在该领域内寻求帮助的必要性)。如果医生也支持能够提供安慰的宗教信仰及习俗,那么,这就赋予了这些信仰一种被医疗界认可的"权威性",使之被进一步强化。由于宗教信仰的力量逐步增大,它就有了越来越多的支配力,更能影响病人的适应性及应对疾病的能力。当然,没有宗教信仰的病人被问及这类问题的时候会感觉不舒服,这种可能性始终是存在的 。由于这一原因,必须加以仔细的对待,如果宗教或精神性这一话题不合病人的胃口,就应迅速而自然地把话题转移到别处。然而,这一担心尽管并非空谷来风,却不足以剥夺大多数有宗教和精神信仰的病人由于医生询问并支持其信仰所得到的那种慰藉。

到目前为止,只有一项研究考查了询问病人的精神问题对于病人健康结果的影响。如在前文所简要探讨的那样,肿瘤学家帮助下的精神干预研究(OASIS)调查了前后相连的、到 4 个肿瘤学家(2 个是基督教徒,1 个是印度教徒,1 个是锡克教信徒)的办公室就诊的 118 名癌症病人。③ 为使任何一名肿瘤学家的负担都降到最低,病人被分到干预小组或控制小组。在开始干预之前和干预开始 3 周之后,病人们被要求填写了癌症治疗功能评价系统—生活质量(FACT-G)、短暂症状—抑郁(Brief Symptom-Depression)列表和最初保健护理评估调查表(Primary Care Assessment Survey)中的人际关系与交流量表,等等。OASIS 干预(其要求要比采集精神历史略多)平均花费 6 分钟,使得就诊的时间增加了 1.7 分钟(从 13.1 增加到 14.8 分钟,都是门诊病人)。在 85% 的情况下,肿瘤学家进行 OASIS 面谈时感觉自在,而在 76% 的情况下,病人表示干预有帮助。在 3 周后的随访中,与控制小组相比,干预小组取得了显著的效果:抑郁症状下降($p < 0.01$),对于来自

---

③  J. L. 克里斯泰勒(Kristeller)等,《OASIS:病人接受程度与最初效果的证据》《国际精神病学与医学杂志》(35,2005 年,第 329—47 页)。

医生的人与人之间的关爱的感受提高($p < 0.05$)，功能的健康增强($p < 0.01$)。研究人员总结说，OASIS 面谈对于病人感知爱意的能力和健康水平都有积极的影响。

　　1910 年，传奇的医生——威廉·奥斯勒（那时在牛津大学）在《英国医学期刊》上写了一篇名为《能治愈疾病的信仰》的短文。[④]　在第一句，奥斯勒写到："在生命中没有什么东西比信仰更神奇———种我们既不能在衡器上称量，也不能在坩埚里检验的伟大的推动力。"事实上，不论我们作为医生为支持病人的信仰能够做些什么，我们之所以这么做，都是为了最好地服务于他们。

## 医生与病人之间的关系

　　在医生与病人之间的关系中，最重要的组成部分是信任。如前文所说，医生对病人宗教信仰的确认与支持有助于增强这些信仰。然而，这样做也有其他作用。看到医生承认并重视那些很多人都视之为希望与意义感的核心的东西，能够让病人对医生产生更大的信任。这一点主要适用于那些有宗教信仰，而且其宗教信仰对于他们自身及其应对疾病的能力都极其重要的病人。对于许多病人（在某些医院环境中，超过 40%，见第 1 章）来说，没有任何事物可以比他们的宗教信仰更重要，更能帮助他们克服疾病。这些病人在他们的宗教信仰上倾注了巨大的重视与信任，因为这些信仰在过去已经帮助他们克服了许多难关。如果医生承认这些信仰的有效性，这不仅会使病人充满力量，而且也会使他们更完全地信任医生以及治疗措施。在病人与医生之间的纽带变得更加强韧，而把这一作用发挥得淋漓尽致的是一个关于什么对于治愈至关重要的共同信念系统。

　　我们知道，如果一个病人相信医生并且相信治疗措施，那么治疗就会更有效。安慰剂效应就是建立在病人对于治疗措施的信任这个基础之上的。如果我们把安慰剂效应与实际的治疗效果相结合，那么，治疗措施的有效性可以被增强。尽管安慰剂效应在调节心理或情绪状态方面效果最大（事实上，在抗抑郁治疗的研究中，产生安慰剂效应的比率超过 40%，是毫不为奇的。）但是安慰剂也影响病人身体疾病对治疗措施的反应方式。因此，病人对治疗措施的信任可以引起真实的生理变化，这种变化促使病人逐渐恢复

----

④　W. 奥斯勒（Osler），《能治愈疾病的信仰》，载《英国医学周刊》（1910 年，第 1470—72 页）。

健康。

　　医生若是以一种尊重的态度向病人询问他们的宗教信仰,就显示出了医生意欲了解该人人格之最为重要的组成部分的愿望。如果医生进而支持这些信仰,病人对医生的信任也因之而大大增强。如果医生在被邀请后能够同意与病人一起祷告的话,那么,这将印证医生值得信任这一信念。如此一来,医生就不仅可以充分地利用医学治疗方法的力量来影响病人健康的结果,还可以调动病人的信仰及信任的力量。当然,这大致上仅仅适用于那些有宗教信仰的病人。

## 遵从治疗措施

　　我们知道,病人是否遵从治疗措施,与病人对医生的信赖有极为紧密的关系。在对马萨诸塞州联邦政府所雇佣的 7204 位成人的研究中,医生对于作为完整的人的病人的了解和病人对于医生的信任,是与病人遵从治疗措施的状况密切相关的两个可变因素。[⑤] 在其他因素相同的情况下,若医生对于作为完整的人的病人的了解分值达到了 95 个百分点,那么,相对于了解分值仅仅达到 5 个百分点的医生,病人的遵从率要高出 2.6 倍(遵从率分别为 44% 与 16.8% ,$p < 0.001$)。

　　采集病人的精神历史与化解病人的精神忧虑,可以对病人的遵从情况产生积极的影响。首先,解决精神问题让病人(特别是有信仰的病人)感觉到医生是在把他们当作完整的人对待。其结果是,病人感到更加满意,而同时,医生在病人的心目中也变得越来越值得信赖。像前文所说,随着病人越来越信任医生,病人遵从医生建议的可能性也增大,[⑥]例如,遵从医嘱服用药物,做出行为上的改变,以及遵从治疗方案中的其他方面。前文描述的随机化的临床试验(OASIS 研究)详细地记录了医患关系如何在采集精神历史之后有改善的若干情况,除此之外,另外一些研究表明,有宗教信仰的人一般都更倾向于按照医生的要求吃处方药,并且会常去看医生。[⑦] 当病人

---

[⑤]　D. G 萨福瑞等,《把最初医疗保健绩效与护理的结果联系起来看》,载《家庭医学杂志》(47, 1998 年第 3 期,213—20 页)。

[⑥]　D. H. 托姆(Thom)等,《对医生信任度的进一步确认与可靠性测试表:斯坦福大学从事信任度研究的医师》,载《医学护理》(37,1999 年,第 5 期,第 510—17 页)。

[⑦]　科尼格等,《疾病预防、疾病检查与病人对治疗的遵从情况》,收录于《宗教与健康手册》,第397—408 页。

被医生当作完整的人来对待的时候,也就是说,当他们的宗教需求得到了满足之后,即便是在遵从医嘱需要他们付出很大努力,而且收益还不是很明显的情况下,他们也会感到自己更有义务继续治疗。

其次,如果病人感到医生能够理解他们的宗教信仰或这方面的艰难,并且愿意与他们一起谈论这些信仰,那么,他们可能会更愿意告诉医生那些与所制定的医疗措施相冲突的宗教信仰,或者告诉医生可以用宗教疗法来替代医学治疗。例如,一个病人参加了教堂里举行的一次康复治疗服务活动,于是决定停止所有的药物治疗,因为她现在相信她已经被治愈了。如果医生尝试进入病人的精神世界,病人可能更愿意在这方面信任医生,并与之分享经验。拥有这样的信息会使医生更仔细地与病人打交道,并对所发生的事情有全面的了解。

78

## 调动社群的支持

与医院和社区里的牧师进行交流并把病人转诊给他们,除了能在需要医疗的时候有更及时的转诊渠道之外,还可能影响病人在看完医生或出院后所接受到的支持的质量,从而影响对病人的整个的健康护理。

首先,当牧师去医院看望病人的时候,如果医生能够与牧师逐渐熟悉,他们将会发现,牧师更有可能支持他们以及他们制定的医疗措施。牧师所处的位置非常理想,可以强化定期就医的必要性。如果病人意识到他们的牧师认识并且信任他们的医生,那么,这有助于病人做出同样的行为。

其次,医生(从病人那里得到同意之后)可以告知病人的牧师病人看完医生或出院后的医疗与保健需求。这会使牧师调动宗教社群里的资源来向病人及其家人提供必要的情感与精神上的支持以及实用性的服务(例如:让照顾病人的家属获得暂时休息的服务、膳食以及交通)。

第三,牧师将更可能让他们会众的成员去向医生咨询医疗与保健问题,提醒他们及时关注医疗问题。如果医生认识社区里的牧师,他们可以通过鼓励牧师在集会时开展健康宣传活动或是亲自参与集会的方式,影响疾病的筛查状况,倡导教会成员修习健康的生活方式。

例如,在德克萨斯州的达拉斯,循道宗健康机构(Methodist Health System)固定每月都召集40—50名医生和40—50名牧师开会。他们通常在一起聚餐,听演讲人做报告,然后谈论共同关心的各种有关健康的问题。其结果是,医生与牧师都对对方的见解有了更好的理解,明白了如何更好地相互

79

支持,并帮助建立了有助于转诊和交流的联系,从而使得精神性与医疗保健的真正整合成为可能。

## 疾病的走势

解决精神问题可能影响内科或外科疾病的整体走向以及病人对治疗措施的反应(见第1章)。之所以会出现这个结果,得益于之前所描述的潜在的益处:提高病人应对疾病的能力、增进医生与病人之间的关系,动员和组织社区层面上的支持活动和对疾病的监控。

首先,由于信仰在缓解压力、减少抑郁、增加希望方面有着强大的力量,所以解决精神问题可以帮助启动或维护病人体内的自愈系统(natural systems of healing,包括神经内分泌、免疫以及循环系统)。遭受着极大的压力、焦虑或抑郁的病人住院时间更长,死亡率也更高。[8] 社交心理压力甚至被证实可能延缓伤口愈合的速度,其途径就是改变伤口愈合所必需的、与免疫有关的(immue-mediated)错综复杂的生理事件。[9] 因此,社交心理压力能够延缓病人在发生事故或手术之后的身体恢复,甚至可能增加受感染的风险。任何能够提高病人应对疾病的能力的事物,都能减少焦虑并增加希望,因而也具有改善病人身体健康结果的潜力。通过支持可以帮助病人应对疾病的宗教信仰,帮助病人克服令人抑郁的精神问题(通常是通过转介职业特遣牧师),医生可以做出重要干预,对病人的健康产生持久而深远的影响。

其次,通过解决疾病的精神层面的问题来对病人整个人治疗,可以增强病人对治疗的满意度和对医生的信任。如前面所述,信任的程度能够很好地预示着病人遵从治疗方案的情况。反过来,病人如能更好地遵循医学的养生之道,其疾病的结果将有极大的改善。

再次,若对医生有极大的信任,病人将会更相信医生所制定的治疗方案的效率,而这正如对前面所讨论过的那样,能够扩大所谓的安慰剂效应。研究显示,当病人相信治疗措施时,这将增大治疗措施果真有效的可能性(无

---

⑧ 科尼格等,《重度抑郁症老年患者的生存与医疗保健的利用》,载《美国老年病学学会杂志》(37,1989年,第599—606页)。

⑨ J. K. 凯寇尔特等,《心理压力会减缓伤口的愈合》,载《柳叶刀》(346,第8984期,1996年,第1194—96页)。

论该治疗措施在事实上是否有效）。[10]

最后，如果病人从他们的宗教社区所得到的精神的、心理的、社会的实用性的日常帮助增多，这意味着他们获得的支持逐渐增大，而这一切都会增强病人及其家人应对疾病的能力。这还将有助于确保病人遵守医学治疗和必要时及时就医。因此，通过解决病人的精神问题以及开始与社区牧师进行交流，医生既可以直接地又能够间接地影响疾病的走势。

## 对于医疗专业人士的益处

尽管把精神性纳入病人的治疗与护理的理由是出于对病人安康的考虑，但是医生自身也可以于无意中从满足病人的精神需求中获益。由于对诊所以及原本形势就极为严峻的医疗机构的需求越来越多，应接不暇的医生很可能会像赶牛一样对待病人，仅仅重视病人的生物需求。由于医疗系统已经越来越关心所谓账本底线，医生也就越来越急于增加看病人的效率。然而，增加了的效率也需要付出成本——这不仅是病人的成本，也是医生的成本。

事实上，我们大多数人不是为了钱才当医生的。如果极其聪明并具有天赋的年轻人，为了成为商务专业人士，每一天都工作十二到十六个小时，每一个周都工作七天，那么七年到十年之后，他们所挣的钱远远超过他们费尽心力成为医疗专业人士所挣的钱。显然不是钱的问题。我们大多数人成为医生是因为想帮助人们，因为我们想为人类的生命以及我们周围的世界做出贡献。尽管有时专业培训以及日常护理的严厉规定会扑灭那个理想的火花。每逢此时，医生开始感到空虚，对他们所做的事情缺少成就感，进而会使他们质疑自己的职业选择。

开始满足病人的精神需求的医生有时也感到自己已被埋没的理想主义被唤醒，而最先驱使他们成为医生的正是这种理想主义的气概。他们不再仅仅是技术人员，不再像一个技工修理坏了的汽车一样来对待一个人的血肉之躯。可以说，他们成了真正意义上的治愈者。当医生开始把病人看成一个完整的人的时候，他们也会发现他们自己也变得更为完整，对自己的职业生涯也更为满意。

81

---

[10]　本森（Benson）等，《永恒的康复：信仰的力量与生理》。

## 消极的影响

到目前为止，我们仅仅在讨论在病人治疗的过程中解决病人的宗教或精神问题的积极结果。那么，也可能有消极的结果吗？前文描述的 OASIS 研究报告说，在 15% 的情况下，医生在采集精神历史的时候感觉不适应；在 24% 的情况下，病人觉得精神历史没有帮助（需要记住的是，实施干预的四位医生中有两位不是基督徒，而绝大部分病人是基督徒，因此前面提到的数字可能因此严重失真）。⑪ 除此之外，再也没有系统的研究来说明这样做的消极后果。然而，我听说了几个令人警醒的轶事，恰好突出了医生在这个领域需要明智地、温和地、谨慎地行事的必要性。（后面两章将进一步探讨专业边界和宗教性危害。）

第一个例子涉及一位在德克萨斯州立精神健康机构工作的精神病治疗师。他把与病人一起祷告当作他工作的一部分。我们不清楚是他先提出来要与病人一起祷告，或是病人要求的，或是他提前采录了病人的精神历史，抑或是他取得了病人的同意（很可能是没有）。无论如何，祷告显然是让病人感到困惑了，因此病人把此事告诉了自己的家人。当病人的家人向法院起诉后，陪审团判这位精神病治疗师败诉，病人家属胜诉。令人感到难过的是，这个案件在当地引起如此大的恐慌，以至于若干家精神病治疗机构都告诫其全体员工以及实习医生不要与病人一起讨论宗教问题。

第二个例子涉及一位被医生诊断为转移性肺癌的女士。她感到非常焦虑不安。她的儿子最近也被诊断患有艾滋病。她的医生感觉到她的难过与不安，便问她是否他可以为她做祷告。她说："绝对不可以，"说着，她站起来气呼呼地离开了医生的办公室。医生再也没有见到过她。在这种情况下，病人的精神历史本来可能帮助医生了解病人的宗教经历及其对宗教的感受。它还可能使医生产生警觉，因而不主动向病人提出祷告的邀约（尽管病人可能也由于自己的精神历史而感到难过与不安）。身处令人感到极度痛苦的环境中时，病人自然问"为什么倒霉的是我？"他们可能会对上帝愤怒，因为上帝让他们承受如此深的痛苦，或是没有回应他们的祷告。接近这类病人，并询问其精神问题时，医生必须显示出格外的谨慎（但不应当避

---

⑪ J. L. 克里斯泰勒（Kristeller）等，《OASIS：病人接受程度与最初效果的证据》《国际精神病学与医学杂志》。

免这样做）。

在第三个例子中,一位信基督教的医生问一位是耶和华见证会的病人,是否愿意与医生一起祷告。病人回答说不愿意。当医生温和地问这位信教的病人为什么她不愿意的时候,她说因为医生在祷告中会用"上帝"这个词来代替耶和华,这将会使她感到受到了冒犯。因此,医生必须非常小心仔细地探查病人的宗教背景,并且能够找出哪一种祷告在特定的环境下是最有帮助的,而这一切都必须以病人想进行祈祷为前提。

第四个例子发生在沃斯堡的一家医院,涉及一名社工。一位接受医学治疗的病人在手术之后住在重症监护病房,当时还没有完全清醒过来。一位社工在病人的桌子旁放了一本"传单"(关于鼓励人们皈依基督教的小册子)。当病人的家属(他们都是耶和华见证会的成员)来医院看望病人时,他们看见了这本小册子。这使他们感到难过与不安,所以他们就起诉了这位社工以及这家医院。这个例子突出地说明,在医疗机构中,提出和解决精神问题时,都有必要始终坚持以病人为中心的原则。应该支持的是病人的宗教或精神信仰,而不是医疗专业人士的。

以下是其他一些至少在理论上是可能出现的后果:

1. 一位有宗教信仰的病人会感到被冒犯,因为医生具有不同的宗教背景,并且精神历史问答题也没有按照病人的宗教信仰来设计。

2. 病人的家人有着不同于病人或医生的宗教背景,当医生支持病人的宗教信仰或与病人一起祈祷时,他们会感到被冒犯。

84

3. 一位信教的病人会感到受了挑战,因为医生在采集其精神历史的过程中没有尊重其宗教信仰,或者是因为医生以一种轻率的态度来对待其信仰。

4. 一位没有宗教信仰的病人会感到不安,因为医生正在问一些触及她生活中敏感区域的话题;她对医生的用意产生了怀疑,并且怨恨医生在暗示她不够虔诚。

5. 医生在病人病情严重的时候提出精神问题会给其带来过多的焦虑,因为这会使他开始考虑,是否他的病是上帝对他的惩罚或他死后会发生什么。

6. 医生向病人传达了一个本无意要传达的信息,即病人即将死亡并且医生已无能为力,这会使病人产生焦虑并且丧失希望最终放弃。

7. 出现了医生根本没有准备处理,也没有时间去解决的问题,而且也找不到立刻就能帮上忙的牧师。

8. 病人的精神历史被采集之后,病人问医生的宗教信仰情况,而医生因为要与病人分享这一信息而感到不自在。

这些忧虑往往会让医生害怕,因而怯于去解决病人的精神问题。医生该如何应对上述每一种消极的后果呢?以下是若干可能的应对方式或避免此类处境的途径。

1. 一位有宗教信仰的病人会感到被冒犯,因为医生具有不同的宗教背景,并且精神历史问答题也没有按照病人的宗教信仰来设计。

应对:始终首先判断病人的宗教传统,然后再根据其信仰传统来设计精神历史。如果医生不熟悉该信仰传统,那么所提出的问题则应当是一般性的问题,不要追根究底;如有必要,或咨询职业特遣牧师,或问病人是否愿意征求同一信仰传统的某个人的意见。

2. 病人的家人有着不同于病人或医生的宗教背景,当医生支持病人的宗教信仰或与病人一起祈祷时,他们会感到被冒犯。

应对:医生的主要职责是始终对病人负责。有时候,这需要温和地向病人的家属进行解释,尽管他们可能对这一反应感到满意,也可能不满意。在遇到宗教冲突不可避免的情况时,始终要听一听特遣牧师的建议。

3. 一位信教的病人会感到受到了挑战,因为医生在采集其精神历史的过程中没有尊重其宗教信仰,或者是因为医生以一种轻率的态度来对待其信仰。

反应:医生应当始终尊重病人的宗教信仰,即便是在其与所推荐的治疗方案相冲突的时候。应当加以努力去理解这些信仰,严肃地对待它们,并判断它们可能如何影响病人克服疾病的能力及医疗决策。

4. 一位没有宗教信仰的病人会感到不安,因为医生正在问一些触及到她生活中敏感区域的话题;她对医生的用意产生了怀疑,并且怨恨医生在暗示她不够虔诚。

反应:医生始终应当解释说明,现在需要采集所有病人的精神历史,因而这不过是遵从医疗机构联合认证委员会的要求而做的一项例行的事情。一旦医生断定病人没有宗教信仰,精神历史的采集就应当停止,并把这一情况记录在病历中。后面提问的问题应当致力于断定病人依赖什么样的资源

来应对疾病,然后对这些资源加以支持并尽可能地使病人可以利用它们。　86

　　5. 医生在病人病情严重的时候提出精神问题会给其带来过多的焦虑,因为这会使他开始忧虑,是否他的病是上帝对他的惩罚或他死后会发生什么。

反应:医生应当始终对这类反应保持警觉,而且,若是提前做些铺垫,让病人有所准备,也不是完全不可避免的。在采集精神历史之前,向病人解释清楚,医院试图清楚地了解那些拥有可能影响其健康护理的精神需求之病人的情况,想知道有哪些病人可能想与特遣牧师交谈。

　　6. 医生向病人传达了一个本无意要传达的信息,即病人即将死亡并且医生已无能为力,这会使病人产生焦虑并且丧失希望最终放弃。

反应:始终要让病人有所准备,然后再进行精神历史的采集。向他们解释清楚,这些问题不过是常规性的问题,对所有病人都要提问,与病人的状况是否严重没有任何关系。

　　7. 出现了医生根本没有准备处理,也没有时间去解决的问题,而且也找不到立刻就能帮上忙的牧师。

反应:向病人解释清楚,医生认识到了这些精神忧虑的严重性,并会立刻与能够以一种细致和专业的方式化解这些忧虑的人联系,而且医生在之后还会随访病人,以确保那人很好地满足了病人的精神需求。　87

　　8. 病人的精神历史被采集之后,病人问医生的宗教信仰情况,而医生因为要与病人分享这一信息而感到不自在。

反应:医生没有义务与病人分享其个人的宗教信仰。然而,若有可能,在应对这类问题时,尽量避免表现出戒备性或排斥性的态度。化解这类情况的方式之一是把谈话重新引向医学问题。或者,医生可以重申,他或她理解并清楚地知道病人的宗教信仰的重要性,并始终会尊敬和尊重这些信仰。通常,简单而模糊的回答可能就让病人感到满意(例如,“我是基督徒”,或“我信上帝”,“我相信比人伟大的力量”,等等)。

　　这类消极的后果多长时间会发生一次? 对此尚没有系统的研究进行考查。然而,从临床实践以及学术研究的情况看,解决精神问题所产生的总体的积极结果,不论是就其频率还是影响力而言,都远远超过了所产生的消极的结果。

## 总结与结论

　　医生把解决病人的精神问题当成对病人护理与治疗的一部分——评估采集简短的病人的精神历史、支持病人的宗教信仰、确认病人的宗教性忧虑、为病人提供适当的教牧护理转介,在严格甄别的情况下,甚至与病人一起祷告——可以产生若干潜在的收益。但如果处理这类问题时不够灵敏,缺少对病人宗教信仰的尊重,也缺少常识,那么,就可能给病人和医生双方都带来消极的结果。一方面,解决精神问题可以提高病人应对疾病的能力,改善医生与病人之间的关系,加强病人对治疗方案的遵从与信任,增强社区对病人的支持以及监督,从而提高病人对医疗的满意度,加快病人的康复;而从医生的角度来说,把病人当作一个完整的人来治疗与护理,可以有丰厚的收获——更大的成就感以及理想主义的失而复得。另一方面,若医生在着手处理精神问题时不够灵敏,缺少对病人及其信仰的尊重,那么,其结果将是灾难性的——招致病人及其家属的不满,甚至会惹上昂贵的官司。

# 第 5 章
# 边界和障碍

　　这一章主要研究医生的职责以及医生这个角色在满足病人精神需求时的局限性。有什么样的道德边界是不可逾越的？什么时候需要获得病人的知情性同意？是否存在必须逐一对待的灰色区域（gray areas）？解决精神问题时，是否还什么其他需要躲避的陷阱，或需要提防的危险？在这里，我将进一步探讨医生在向病人呈现宗教或精神问题时可能会遭遇到的阻力、恐惧和忧虑。

## 医疗专业人士的角色

　　大多数工作都会有一个相应的职责描述。医生的责任是什么？广为人知的医学伦理学家和执业医师埃德蒙多·佩利格里诺（Edmund Pelligrino），曾经用二十多年的时间多方面阐述医生的作用，他所写下的富有智慧的话语，也适用于其他医疗专业人士。[①] 他曾经自创了一套依托于四个字的模型：专业、病人、悲悯和应允。他所说的"专业"，指的是医生要有能胜任这项工作并做到技术纯熟的义务，把病人的幸福感放在自己的利益之上的境界，同时医生还要有自愿地用自己的医术去帮助那些需要的病人的诚恳态度。他所说的"病人"，指的是正在寻求医疗的那个人，他希望借该词让医生明白，此人正在承受着痛苦并且处于很脆弱的状态，而医生掌握着影响病人的决策和生命的能力。他所说的"悲悯"，指的是医生受一种使命感

90

---

① E.佩利格里诺，《关于医德的重建：职业行为和疾病事实的首要地位》，载《医学与哲学杂志》（*Journal of Medicine and Philosophy* 4，1979 年，第 32—56 页）。

的召唤,与病人一同患难,度过病人所处的生死攸关的时刻(这也标志着一种精神的角色)。他用"应允"来强调指出,医患关系建立在双方都自愿给出的、坦诚的一致之基础上,而且必须是在没有一方对另一方施加压力或者暴力的条件下达成的。

除了这些指导医患关系的原则之外,医生们在学习结束、从医学院毕业的时候通常都要宣誓或承诺遵守若干准则。这些准则和誓词对历史上受人尊敬的医生们眼中认为医生的角色应是什么样子有所描述。在这些著名的誓词中,最重要的就是希波克拉底誓词和迈蒙尼德誓词。希波克拉底誓词是在大约公元前 5 世纪由著名的希腊名医希波克拉底写成的,原文如下[②]:

> 仰赖医神阿波罗(Apollo)、埃斯克雷彼斯(Aesculapius)、许戈雅(Hygeia)*、潘娜希(Panacea)*及天地诸神为证,鄙人敬谨宣誓愿以自身能力及判断力所急,遵守此约。凡授我艺者敬之如父母,作为终身同业伴侣,彼有急需我接济之。视彼儿女,犹我兄弟,如欲受业,当免费并无条件传授之。凡我所知,无论口授书传,俱传之吾子,吾师之子及发誓遵守此约之生徒,此外不传他人。我愿尽余之能力与判断力所及,遵守为病家谋利益之信条,并检束一切堕落及害人行为,我不得将危害药品给予他人,并不作该项之指导,虽有人请求亦不与之。尤不为妇人施堕胎手术。我愿以此纯洁与神圣之精神,终身执行我之职务。凡患结石者,我不施手术,此则有待于专家为之。无论至于何处,遇男或女、贵人及奴婢,我之唯一目的,为病家谋幸福,并检点吾身,不作各种害人及恶劣行为,尤不作诱奸之事。凡我所见所闻,无论有无业务关系,我认为应守秘密者,我愿保守秘密。倘使我严守上述誓言,恳求神让我生命与医术能得无上光荣;我苟违誓,天地鬼神实共殛之。*

亚伦·巴特勒,一位来自麻省葡萄园岛(Vineyard Haven)的医生,在《新英格兰医学杂志》上发表的一篇文章中,提供了一个希波克拉底誓词的更新版:

---

② J. 福斯特(Forster),《重温希波克拉底誓词》,载《医学经济学》(*Medical Economics*,2000 年 1 月 10 日)。

* 该誓词的译文来自网络,此处略有修改——译者注。

* 许戈雅,希腊神话中的健康女神,埃斯克雷彼斯的女儿——译者注。

* 潘娜希,希腊神话中能包治百病的女神,也是埃斯克雷彼斯的女儿——译者注。

我们医生应当重申,这个职业合乎理性的伦理原则是尽量把病人的痛苦减少到最低。在我们学习和行医的过程中,希望我们不要因为痴迷于理解疾病,获得求知的满足,而忽略了这一人道主义原则的优先性,忘记了作为人的患者。作为专家出现时,希望我们能与我们的病人心心相印。但愿我们能够找到每一个病人、每一个家庭和整个社会的身体、心理以及精神健康的潜能。我们应当只在我们擅长的领域内、且用与其他专家会诊的方式,只在那些专家们认为病人可能的收益超过可能的风险的领域,才尝试新的疗法或者治疗程序。随着我们服务的有效性的提高,希望我们担当属于我们的、不断增大的责任,使更多人得到我们的服务。随着我们日益有效的服务的费用的增加,希望我们在提供服务时不断提高效率。绝不允许虚伪进入我们的领地。无力帮助众多病人,我们应当常思自身之不足。他们的煎熬须臾也不应该离开我们的心头。出于对生命的敬畏,希望我们不要把尽可能地减少病人的痛苦,同千方百计延长其生命混为一谈,也不要为了生命的数量而牺牲了生命的质量。在践履那些对人类有益的伦理原则的时候,希望我们对待别人的方式,就像我们期望他们对待我们自己、我们的孩子以及我们后世的亲人一样③。

摩西·迈蒙尼德(Moses Maimonides),生活于公元 1135 至 1204 年,大概是中世纪最重要的犹太哲学家。他出生于西班牙的科尔多瓦,由于当时西班牙不断升级的反犹主义,迈蒙尼德从西班牙南部逃离到了开罗。迈蒙尼德在开罗的工作是当医生,同时他也成为了一位犹太律法学者和哲学家。下面的一段有他名字的誓词就是由他负责编写的:

> 永恒的上帝派遣我来监护大家的生活和健康。希望我对这项事业的热爱能够一直激励着我;希望我的思想不会被贪婪、吝啬、对荣誉或者好名声的渴求所占据;因为真理和仁慈的敌人将会很容易地欺骗我,从而使我忘记了我为你们大家谋福利的高尚的理想。希望我在对待一个病人的时候看到的只是一个在痛苦中挣扎的同伴。请赋予我力量、时间以及机遇,让我能够时刻纠正我所得到的,并且能够不断拓展我所涉及的领域;因为知识是无穷无尽的,而人的精神世界也可以随着每天

───────────────

③ A. M. 巴特勒(Butler),《希波克拉底誓词》,载《新英格兰医学杂志》(278,1968 年,第 48—49 页)。

都需满足的新的要求而无限扩大。今天他能够发现自己昨天的错误，而明天他就能够对他今天很确定的事情有了新的感悟。万能的上帝，既然你指派我监管你所有生灵的生与死，奉神的感召，我现在已经准备好接受这项神圣的任务④。

93      佩利格里诺的四个词语和这些誓词突出地说明，医生的责任远远要比典型的职员和高级技能人员的责任重大。它们让医疗专业人士明白，相比其他任何职业，看护病人更像是一个庄严而神圣的使命，而医疗专业人士的职责就是用他们的专长和悲悯之心来减轻病人的痛苦。这些词语和誓词还很好地说明，医患关系是一种自由的关系，一种须经双方同意才能建立的关系，可以不存在任何胁迫；但同时，医生处在一个高于病人的强势位置，而病人则容易受医生的影响。巴特勒提供的那个希波克拉底誓词的版本谈到了医生对一个完整的人——身体上的、心理上的、精神上的——健康的责任。然而，这些关于医生职责的界定，对于医生在履行其职责，满足病人的精神需求时所存在的局限和绝对不能逾越的边界，又有什么样的说法呢？

## 角色的局限性

没有接受过教牧护理的医疗专业人员在其专长的水平上都有局限性。医疗专业人士既不是神职人员，也不是经过相关培训后专门帮助病人解决有关他们身体或情感疾病的、复杂的精神问题的医疗保健特遣牧师。医疗专业人士在其宗教背景、对于其病人宗教信仰与习俗的知识方面有着很大的差异，他们当中的许多人甚至不熟悉在自身宗教传统内如何对疾病进行的宗教性的解释。因此，虽然任何一名医疗专业人士都能够以尊重的态度采录病人的精神历史，了解病人在面对疾病时候的宗教信仰、宗教资源以及宗教上的极度困惑（作为评估整个病人身体职责的一部分），但是，大多数医疗专业人士都不能提供能够完全满足患病之人精神需求的神学阐释。

同样地，虽然任何医疗专业人士都能够支持病人们感觉确实有帮助、并能带来宽慰的信仰，但是，面对于一个特定的、患有特定疾病的、属于某一个特定宗教信仰体系中的病人，到底什么样的信仰或习俗最有帮助，很少有医

94    疗专业人士有足够的专长提供合适的建议。有些医疗专业人士可能出于礼

---

④ 由哈利·弗里登瓦尔德（H. Friedenwald）翻译，载《约翰·霍普金斯医院简报》（28,1917年，第260—61页）。

貌答应病人一起祈祷的要求,若具备了特定的条件,在挑选特别仔细的情况下,甚至还会开启简单的祈祷。然而,大多数医疗专业人士没有接受专业的训练,因而,即便是病人提出请求,他们也无法建议病人该祈祷什么、怎么祈祷、什么时候祈祷或者多久祈祷一次。

## 达成一致的必要性

把一份简短的、筛查性的精神历史当作病人社会经历的一部分来采集,或者支持病人自己的宗教信仰,并不需要提前进行细致的讨论,也不需要提前征得同意。病人因医疗状况而向医生寻求治疗的时候,这已被当作对病人整个人的全面评估和支持的一部分而被包含在内。然而,要做任何超出简单的筛查和支持以外的事情,都需要获得病人完全知情的、并且完全自愿的同意。因为相对医生而言,病人处在弱势地位,要取得他们对精神干预的自愿的同意就可能是很困难的——这尽管不是不可能的,但的确非常困难。例如,只有在医生确切知道病人会乐意接受时,方才应该开启与病人一起进行的祈祷。道理很简单,因为病人所处的位置使他很难拒绝医生(医生所做的关于治疗措施的重大决策影响着病人的性命)的提议。此外,除非医生接受过培训,具有提供这类咨询的专长,否则,病人也不具备表示同意,从而允许医生为其提供深层次的精神建议或者处理复杂的精神方面问题的能力。

医生在请求特遣牧师或者教牧辅导师见病人之前也应当取得病人的同意。这一点尤其适用于医院之类的环境。同样,在与病人的神职人员、牧区护士、或病人宗教会众的成员讨论其病情之前,医生也必须取得病人的同意。病人应该完全控制并首肯医生与特遣牧师、其神职人员、宗教社群其他成员之间的任何交流。除非在突发的紧急形势下,否则,把病人转诊给任何其他医疗专家或辅导师时,也应当遵循这一原则;也就是说,有必要向病人解释寻求咨询的理由,并取得病人的同意。尽管如此,在有些医院中,特遣牧师可能被看作是医院工作人员的一部分,负责向病人提供服务——就像护士一样。在那种情况下,在转诊之前不需要征得病人的同意的理由或许能够成立。但需要明白的是,对这一点的看法并非一致,在把病人转诊给特遣牧师之前,至少让病人知道此事,方才不失为明智之举。

95

# 边　界

　　这里所谓的边界指的是医生这个角色的局限性和病人这个角色的局限性。边界的存在是必要的,它们能够促使医生在照顾病人和制定治疗措施时做到尽可能客观。这种客观性是极为重要的,它能使医生对病人病情的判断不被情感的问题所蒙蔽。从病人这一方看,边界的存在可以制约病人对医生有过多的期望。

　　在特定的医疗保健专业内,医疗专业人士在边界问题上所受到约束或多或少都是固定的,尽管各个专业之间存在着差异。如在前文指出的那样,精神病学家、心理学家或精神病科护士的边界,要比其他医疗专业人士严格。其中的原因就在于,这些精神健康专业人士面对的病人往往连他们自己的身份都不能确定,或者很难认清自己作为病人的边界。那些有人格障碍(边缘性人格障碍是其中最为严重的)的病人尤其是这样。如果精神健康专业人士逾越了这些边界,或者他们不能够让病人为他们逾越界限的行为而负责,那么,业已形成的治疗关系就会被改变,有效的治疗就无从实施。关于精神健康专业人士这一独特角色以及与该角色所面临的边界问题的进一步探讨,请见第 11 章。

　　保持外科医生和病人之间的边界同样也是重要的,虽然这要比精神病学家和病人的界限来得轻松一点。但是如果这位外科医生是在给自己的好朋友做手术,那这就将增加他或她在手术过程中的压力。由于这个原因,为了降低出现手术失误的风险,外科医生会使自己对病人的情感尽量保持客观。保持最初医疗保健医生(家庭医生、儿科医生或内科医生)和病人之间的边界也是必要的,尽管这比保持外科医生或精神病学家和病人之间的边界还要轻松一些;内科护士或社工在这方面面临的压力可能比保持最初医疗保健医生还要轻一些。需要重申的是,当医疗专业人士的角色纯粹是支持性的时候,边界的问题就可以缓和一些(但仍不能完全地消除)。

　　精神评估和支持并不特别危及医患关系之间的边界。但是,当精神健康专业人士在实施领悟治疗法(insight-oriented therapy)的时候,则可能是一个例外,此时,支持或者鼓励宗教信仰可能就不合适。当医生决定同病人一起祈祷或者给他们提供精神方面的建议时,边界更容易作为问题而凸现出来。这是因为宗教是一片具有强烈情感性和深具私人性的区域(对病人和医生都是如此),因此在经过这种干预之后要保持客观性将变得更加困难——并不是不可能，但是会更为困难。再一次，即便在紧张的医疗环境下，最初医疗保健医生、内科护士、医学社工和康复治疗师在与病人打交道时遭遇的风险也会小一些，因为提供情感支持是其主要目标。然而，不管是哪个专业的医疗专业人士，了解过度介入的危险，努力保持在专业所许可的边界内发挥作用，都将会帮助他们提高在治疗方面的有效性。

## 灰色区域

我们必须要牢记，谈到边界，总是会存在灰色区域，而且我们必须逐一对待，不可麻痹大意。不妨举一个老年男性病人例子，我们姑且叫他比尔吧。比尔有数种慢性的健康问题，独自一人生活，自从两年前他妻子去世以后变得越来越忧郁孤僻，很少与人交往。他的社交经历告诉我们，比尔在这个地区没有关系很密切的家庭成员。由医生提供的精神历史表明，比尔是非常笃信宗教的，并且过去在他的教会中非常活跃。然而，由于五年前与一位教牧工作人员发生了冲突，他就不再参加礼拜仪式并且再也没有回去过。他说他对这一切感到很后悔，同时他也很想念他在教会里的朋友。感觉到比尔可能有精神方面的问题，医生问他是否需要将他转诊给一位教牧辅导师。但是比尔谢绝了，说他不想同任何神职人员谈话。医生就给他开了一种抗抑郁的药，并且给他提供了一个转诊进行非宗教的心理治疗的机会（这个机会也被比尔拒绝了）。

一个月之后，当比尔按照提前预约回来做随访检查的时候，医生发现虽然他的情绪有所好转，但是他仍然像以前一样离群索居。在随访的最后，医生问比尔五年前他停止参加礼拜仪式时发生了什么。比尔情绪很激动，说他和那个音乐领奏者关于在教堂里要演奏什么类型的音乐争得很厉害，至今想起来仍余怒未消。医生耐心地倾听他诉说了五分钟。最后，他建议比尔考虑再跟以前的教会联系或者再找另外一个教会。一个月之后，这位病人回来了，医生发现他的忧郁得到了很大程度的改善。比尔告诉医生，在过去的两周时间里，他都是在他以前的教会参加礼拜仪式的，并且现在已经与以前的很多老朋友重新开始了联系。

在这个病例中，医生就是通过研究病人的精神历史发现了他的精神需要。因为精神问题看起来很复杂，他试图把病人转介给宗教的专业人员。看到病人对社会交往的需要，并且意识到他不想因此去见教牧辅导师或者任何辅导师，医生决定用小心翼翼、逐步推进的方法解决这一精神问题，于是建议他重返教会。在用几分钟听完病人更详细地讲述他的问题之后,该医生竟然就帮助他渡过了这一难关。帮助病人解决精神问题和提供解决的办法,显然都超出了该医生的专长范围。然而,医生首先尝试了更加合理的方法(转诊),只有当这条路被阻断时,他才决定自己来解决这个问题。另外,在建议比尔继续回去参加礼拜仪式的时候,医生并没有给比尔介绍或者推荐任何新的东西,因为比尔的精神历史表明这曾经是他生命中很重要的一个地区。得益于比尔对精神干预的良好反应,这个案例的结果是好的,因而许多其他的结果也是有可能出现的。

实际情况总是千头万绪,更为复杂,远不是拘泥于一套规则就能够解决的。然而,以上所列出来的指导原则为医疗专业人士提供了一个参考框架,可以帮助应对不同的情况并最大化积极的结果。

## 关怀的力量

99

上文强调了设置角色限制的重要性,着重探讨了保持医患关系中的边界,并强调了在运用这些基本原则时保持灵活的必要性。然而,如果不指出医生有时候还是需要敢于冒一些风险的话,我们的探讨就将是不完整的。我们经常会碰到这样一些病人,他们的生活现状令人难以置信地困难,他们很孤独、孤立,并且还背负着很沉重的身体和心理的负担。他们来找我们寻求帮助,通常都很绝望,没有别的地方可以去了。有时候,除了走入他们的生活,开始真正像朋友一样关心他,跟他交流沟通之外,我们也别无选择。这就需要自我牺牲精神,超越医生的一般职责,敢冒在做医疗决策时作为医生的客观性受冲击的风险。承担这种风险的行为出乎善意和悲悯,那些最好的医生们一直都在承担这样的风险。

## 其他陷阱和危险

解决精神问题过程中所出现的大部分问题,之所以出现,要么是因为医生越出了自己能力的边界,承揽了属于职业的宗教性护理者专长范围内的问题,要么是因为医生没有对病人的精神需求进行随访剖析,并确保其得到恰当的满足。医生的责任就在于辨识病人的精神需求并且能够统筹所有相关资源,从而满足这些需求。如果是时间问题,那医生就需要将这份责任委托给其他人,但同时,医生必须经常随访病人,确保所有的资源都被调动起来以满足病人的精神需求。

想当然地认为某个病人笃信宗教,或者跟他的宗教社区一直保持着很好的关系,但却不充分考虑他的精神历史,就是需要避免的一个陷阱。在考虑进行精神干预时(比如把他转诊给特遣牧师,同病人的教士谈话,或者开启一场祷告),尤其需要注意这一点。犯这种错误通常都是在出现紧急情况的时候,在急诊室或者医院,没有足够的时间对病人进行评估。问题就是缺乏足够的信息而不能获得病人的同意。从病人口中或者他的家属那里了解病人的精神取向,问清楚精神干预是否会受欢迎或者最好是避免,通常不会占用多少时间。

给病人提供精神方面的建议是另一个潜在的陷阱。当与病人的宗教背景有相同点时,医生就可能经受不住诱惑,想通过给病人提供正确的宗教观点的方式来为病人解决他们的思想问题。这经常会恶化成宗教的论战,或者将医生置于一种不利的位置,遭受病人攻击或贬责。通常情况下,向病人提问题,帮助他们理清他们对精神问题的看法,要比直接给他们建议要好。

在解决精神问题时,医生也必须意识到他们自己的宗教信仰会如何干扰他们客观地评价一种状况的能力⑤。例如,一名宗教观念很保守的医生在遇到想要堕胎、有婚前性行为、有婚外情或者有同性恋倾向的病人时,他就倾向于用自己的宗教观念给他们施加影响。上述行为可能会引起那些笃信宗教的医生对这种病人的蔑视或者反感,从而使他们有效地满足病人医疗保健需求的能力大打折扣。同样地,无宗教信仰的医生可能会认为病人那些保守的宗教观点过于落后或陈旧,并允许他们用个人的观点来影响他们提供的医疗保健的质量。医生必须时刻保持警惕,避免自身的"反移情(counter-transference)"反应。

## 障碍与恐惧

虽然医生在解决精神问题时的确必须谨慎小心,但是,许多医生由于个人的抵触心理、恐惧或者对于在这一领域探索莫名其妙的忧虑甚至都未曾尝试去这么做。到目前为止,我已经审视了诸多医生需要谨慎对待的问题、注意防范的陷阱和危险,从而使他们能够充分准备,以一种有效的方式来解

⑤　M. H. 斯佩罗(Spero),《有宗教信仰的治疗师在治疗有宗教信仰的病人时的反移情》,载《美国心理疗法杂志》(35,1981年,第565—75页)。

决精神问题,有办法解决或者避免在这个过程中可能产生的问题。但是,这不应该使任何一个医疗专业人士——不论其专长是什么——产生恐惧,从而不敢采集精神历史,不敢为病人介绍教牧护理专家,甚至在极个别情况下,不敢在精神问题出现时设身处地地为病人加以解决。

有若干因素妨碍医疗专业人士在临床实践中解决精神问题,其中有些是真实存在的,有些则是态度上的。这包括缺少知识、缺少培训、缺少时间、害怕把信仰强加给病人的忧虑、对如何解决病人提出的精神问题没有把握、由于自己没有宗教或精神信仰而感到不自在,等等。⑥ 本研究大致针对的是内科医生,尽管它也可能适用于其他医疗专业人士。

**缺少知识** 许多医生并没有意识到宗教信仰和习俗对于患病之人来说有多重要,他们也不知道已经有研究发现,宗教活动与更好的应对疾病的能力、更好的健康状况是有联系的。由于医生同他们的病人相比,更趋向于不相信宗教,⑦因此,他们通常不会意识到病人,尤其是那些笃信宗教的病人,可能想要他们来解决他们的精神问题或者他们会坚持某些可能影响他们医疗决策的宗教信仰。最后,大多数医生都没有意识到解决精神问题在医患关系、甚至在治疗过程中所存在的潜在收益,而迅速涌现的、旨在发掘宗教与健康的密切联系的众多研究都能佐证这一说法。

**缺少培训** 在美国,虽然目前在 141 所医学院校里有超过 100 所学校都开设了宗教和医学的选修或者必修课,但是实际上大多数医院执业的内科医生都没有这方面的培训。而且,现在医学院毕业的大多数学生也没有这方面的培训,因为这类课程大多数都是选修课,而且修课率都很低。很多医生都不知道该怎么采集病人的精神历史,该什么时候采集,他们也不知道在医疗评估的过程中出现精神需要时该做些什么。不幸的是,许多医生都对他们目前的行医方式相当自得,因而都不希望给自己额外再增加负担,即费神询问病人的精神信仰。然而,研究表明,哪怕是举办一个为期仅一个半或两个小时的精神性与医学的讲习班,也能使医学专业的学生和实习医生

---

⑥ M.R.艾里斯等,《解决病人的精神忧虑:家庭医生的态度与做法》,载《家庭医学杂志》(48,1999 年,第 105—9 页);柯林等,《医生的宗教特征和他们在临床上涉及宗教与精神性时的态度与自报行为之间的联系》。

⑦ 科尼格等,《医生、护士、病人及其家人的宗教观点:一些有趣的差异》,载《教牧关怀杂志》(45,1991 年,第 254—67 页)。

的知识和态度产生至关重要的变化。[8]

**缺少时间**　在 1990 年代末期,一项针对密苏里州 170 名家庭医生的调查研究表明,71% 的医生都认为时间的匮乏是他们解决精神问题的障碍。[9]在被问到的十四个障碍中,时间的匮乏排到了第一位;缺乏采集精神历史的培训或经验位于第二位(将近 60%)。然而,根据一份最近在同一地理区位的调查,[10]时间的匮乏并不是医生解决精神问题的一个重要的变数。只有 26% 的被调查者反映他们没有时间去同病人讨论他们的宗教问题。另外,在柯林及其同事新近针对全国 1144 名内科各个专业的医生进行的调查研究,不到一半(48%)的人认为时间匮乏是与病人探讨宗教或精神问题的主要障碍。[11]有趣的是,与其他的医生相比,那些认为时间匮乏构成障碍的医生,竟然在事实上更可能与病人讨论宗教或精神问题。虽然医生和病人相处的时间很短,但是问病人一两个关于他们的精神活动状况的问题,并不会花很长时间(不会超过五分钟,很可能只要两三分钟的时间)。如果确认了他们的精神需要,那么转诊给特遣牧师或者教牧辅导师就会比较容易完成。已经有调查表明,有情感问题的人更想要见教士,而不是辅导师、心理学家或者精神病学家。[12]

**对宗教话题的不适应**　医生们之所以不喜欢询问病人精神方面的问题,最普遍的原因之一是人际间的不适应。在一份关于医生主动询问宗教问题状况的调查中[13],调查者们发现人际间的不适应(即:对"我认为同病人谈论宗教问题很尴尬"这个表述问答"是"的)是唯一的、单独的、能够预示医生是否主动询问的因素。而一旦将人际间的不适应加到该模型中,在非控制性分析中的其他重要的预示性因素(医生专业,同健康毫无关系,也与职位描述无关)都显得不再那么重要。同样,在柯林及其同事针对 1144 名

---

[8] K. G. 巴尼特(Barnett)等,《精神性与医学》,载《普通内科医学杂志》(21,2006 年第 5 期,第 481—85 页)。

[9] 艾里斯等,《解决病人的精神忧虑:家庭医生的态度与做法》。

[10] 奇布诺尔等,《宗教与临床:医生信仰的作用》,载《南方医学杂志》(94,2001:第 374—79 页)。

[11] 柯林等,《医生的宗教特征和他们在临床上涉及宗教与精神性时的态度与自报行为之间的联系》。

[12] H. P. 查尔范特(Chalfant)等,《神职人员对于遭遇心理抑郁的病人的作用》,载《宗教研究评论》(Review of Religious Research,31,1990 年,第 305—13 页);D. B. 拉森(Larson)等,《医师与牧师:二者结合的必要性》,载《医院和社区精神病学》(Hospital and Community Psychiatry 39,1988 年,第 1064—69 页)。

[13] 奇布诺尔等,《宗教与临床:医生信仰的作用》。

随机选取的美国医生的研究中,自在感缺失也是多元分析中的唯一变量,预示着医生询问病人宗教或精神问题的比率较低;说感觉不自在的医生解决宗教或精神问题的可能性要低40%。[14] 自在感缺失很难构成医生回避询问病人生活中如此重要的一部分的充足理由,因为这一部分将同病人的心理和身体健康,同医疗保健决策都紧密相连。正如在那项调查中预期的一样,家庭医生和内科医生(最初医疗保健基医生)要比神经病学家和外科医生更可能询问病人精神方面的问题。

**害怕将宗教观点强加给病人或冒犯病人**　虽然这个话题经常被作为忧虑提及,但是至少在一项调查中,大多数医生都表示不同意这是医生不与病人谈论宗教话题的充足理由。在奇布诺尔和布鲁克斯的调查中,75%的医生都不同意"因为医生可能将他们的宗教观点强加给病人,所以医生不应当同病人谈论关于宗教的问题"这一说法。[15] 尽管害怕冒犯病人是许多医生的一个忧虑,但这并不是他们最为忧虑的事情。在前面提到的柯林的研究中,只有少数医生表示这一忧虑构成了他们探讨病人宗教与精神问题的障碍。

**关于与医疗不相关的宗教的知识**　在1980年代中期,多数医生都不相信病人的宗教信仰或习俗会对他们的身体健康或者治疗结果产生影响。[16] 然而,这个观点正在改变。在2001年奇布诺尔和布鲁克斯发起的调查中,63%的医生认为病人的宗教信仰状况会影响他们的健康。而在同一份调查中,64%的医生同意"医生对病人宗教价值观的认可和支持能够改善他们卫生服务供给的过程和结果"这种说法;而表示反对的医生只有8%。[17] 更晚些时候,门罗和同事们发现,85%的医生表示,医生应当了解病人的宗教/精神信仰,[18] 而就家庭医生而言,艾里斯与同事们发现,96%的人认为精神的安康是健康的一个重要组成部分。[19]

**不在职责描述之内**　一项对伊利诺伊州160名医生的随机抽样调查显

---

[14]　柯林等,《医生的宗教特征和他们在临床上涉及宗教与精神性时的态度与自报行为之间的联系》。

[15]　奇布诺尔等,《宗教与临床:医生信仰的作用》。

[16]　科尼格等,《医生对于宗教在医生与老年病人之间关系中的作用的看法》。

[17]　奇布诺尔等,《宗教与临床:医生信仰的作用》。

[18]　门罗等,《内科医学档案》(163,2003年,第2751—56页)。

[19]　艾里斯等,《解决病人的精神忧虑:家庭医生的态度与做法》。

示,69％的被调查者反对只有神职人员应该解决宗教问题的说法。[20] 在一项对佛蒙特家庭医生学院的 115 名家庭医生的调查中,大多数医生都认为医生在护理病人时有权力(89％)和责任(52％)去了解病人的宗教因素[21]。　105
奇布诺尔和布鲁克斯的调查同样发现,,多数医生都反对解决宗教问题不在其职责描述之内的说法。

## 克服障碍

不了解宗教对病人健康的影响,由于没有接受培训而不了解解决宗教或问题的方法和时机,这都容易得到纠正,其办法就是让医生接触关于宗教和健康的研究,提供相应培训。害怕将医生的宗教信仰强加给病人似乎不是主要问题,而且多数医生都认为他们应当也有责任将解决病人的精神问题作为他们护理病人的一部分。现在看来,对于这一话题人际间的不适应才是影响医生询问病人宗教问题的主要障碍。然而,对于这一话题的不适应,与医生的宗教虔诚程度有着紧密的联系,因而有宗教信仰的医生在与病人探讨这类问题时,所表现出的自在感高于宗教信仰不那么强烈的医生。[22]
尽管使医生变得更为虔诚既不是一个伦理上也不是一个事实上的目标,但通过培训让医生明白解决这类问题的重要性,并在实际行医过程中坚持这样去做,将有助于减少这一不适应感。

虽然奇布诺尔和布鲁克斯的调查显示只有 24％ 的医生认为时间的匮乏是影响他们解决宗教问题的障碍,但这的确是一个实实在在的障碍。虽然并不是每个病人在每次看医生的时候都需要被采录筛查性的精神历史,但是,要弄清楚病人的精神历史,并对这一过程中可能出现的精神问题表示支持或加以解决,都需要花费一定的时间。在遇到这样的情况时,医生需要判断是否这一领域足够重要,是否值得他们在这上面额外花费时间。由于　106
目前医疗保健体制已经意识到宗教和健康之间的紧密联系,因此,如果今后的研究能够证明,解决病人的精神需求能够改善病人的健康状况,降低对于服务的使用,提高病人的满意度,那么很有可能的情况是,医生和医疗保健

---

[20]　科尼格等,《医生对于宗教在医生与老年病人之间关系中的作用的看法》。
[21]　T. A. 莫根斯等,《宗教与家庭医学:医生与病人调查》,载《家庭医学杂志》(32,1991 年,第 210—13 页)。
[22]　柯林等,《医生的宗教特征和他们在临床上涉及宗教与精神性时的态度与自报行为之间的联系》。

体系在询问这类问题上所额外花费的时间会得到补偿,因为,长远地看,这一做法会带来更好的医疗保健,也会减低医疗保健的费用。

## 总结和结论

理解医生的角色和责任,以及他们在解决病人的精神问题所受到的约束,都是很重要的。取得病人的同意,在采集病人的精神历史、支持其宗教信仰、与病人一同祈祷或向神职人员转诊等问题上注意分寸,避免逾越边界,这都同样重要。医生还要意识到灰色区域的存在,从而既能在这些问题上保持灵活性,又能防止对于规则的过于拘泥。另外,医生还应当认识到在询问病人的精神问题时需要注意防范和避免的其他陷阱和危险。最后,医生必须审视并克服在同病人谈论这些话题时所产生的忧虑和不自在。

# 第6章

## 宗教在什么情况下是有害的

宗教或精神性对健康的消极影响情况如何？最近,心理学家理查德·P. 斯隆分别在《柳叶刀》[①]和《新英格兰医学杂志》[②]上发表文章,对诸多宗教和健康之间联系的研究提出了质疑,认为它们既没有说服力又前后矛盾。同时,他还重点指出了医生在解决精神问题时候可能会产生的危害。"不害人"(摘自希波克拉底誓词)或许是医学伦理中最重要的一个原则。果真有宗教或精神信仰干扰医疗、导致健康问题、使疾病恶化的时候吗？有没有这样的例子,这样的情况多长时间会发生一次？临床医生将怎样以一种细心的、周到的、高效的方法来化解这种情势？医生在询问宗教/精神问题时果真带来的伤害情况又是如何？

### 宗教的消极影响

显然,不是所有宗教对健康的影响都是积极的,对医生来说,在宗教/精神信仰可能使病人健康问题恶化或者同恰当的医疗保健措施相冲突的时候,能够意识到这一点是很重要的。历史上,传统的智慧已经证明,宗教一直都被用来为各种消极行为提供理由。宗教有可能使人变得动辄指责他人,并导致那些不按"规矩"出牌的人的被疏离或被排斥。宗教也可能变得僵化呆板,以至于它会过于束缚和约束人们的行为。在人们祈祷和期待身

---

[①]　R. P 斯隆(Sloan)等,《宗教、精神性和医学》,载《柳叶刀》(*The Lancet* 353,1999 年,第 664—67 页)。

[②]　斯隆等,《医生应该推荐宗教活动吗?》《新英格兰医学杂志》(342,2000 年,第 1913—16 页)。

体康复之际,宗教还可能纵容过于离奇的思维方式,仿佛上帝真的是一个威力无穷的、随时待命的精灵(genie),能够满足人的每一个奇思臆想。于是,如果身体并没有立刻得到康复,那么人们就会变得灰心丧气,声称他们的祈祷并没有得到回应,上帝并不关心他们,或者更糟糕的是,认为自己之所以生病,是因为那是一个暴戾的、报复心重的上帝对他们的惩罚。在医疗保健的环境中,这种使用宗教的方法并不鲜见,让人郁闷,对疾病及其治疗都会产生潜在的消极影响。

　　虔诚的宗教活动还可能导致更微妙的心理或社交重负,从而危及病人及其家人的安康。这包括人际间的重负、内在的信仰困惑以及因高尚的追求而带来的问题。③ 人际间的重负源自于宗教上的分歧以及对待其他宗教团体的消极态度。皈依于一个不同宗教团体(从基督教转向佛教,从天主教转向基督教福音派,等等)可能引发不和谐,导致家人、好友甚至病人自身的愤怒和痛苦。另一个例子是,当配偶来自不同宗教的时候,争论也就随之而来:谁说了算,孩子如何养育,如何共同消磨时光,建立什么样的家庭传统,如何安排家庭收支,等等,都与摆脱不了宗教观点的差异所造成的影响有关。当一个人如此投入教会活动,以至于忽略配偶、孩子或家中的其他责任时,冲突也会产生。这可能导致家庭的不和,产生积怨,从而对该人的心理健康产生不利影响,若有病时,还会影响来自家人的支持。

　　关于信仰的内在折磨也会导致冲突。生活于占主流地位的犹太—基督教文化中,无宗教信仰的人可能因此而经受抑郁。尽管不能从逻辑上和理性上赞同一种信仰体系,他们同样渴望拥有一种更有意义的生活(特别是生病和痛苦之时),或从社区得到更大的支持(像信仰社群的成员一样)。另外,许多没有宗教信仰的人并非是严格意义上的无神论者,他们可能也想知道,是否宗教中存在着真理,也担心自己错过了某种重要的东西。

　　最后,有些病人可能经受高尚的追求所带来的抑郁。有宗教信仰的人努力按照自己团体所建议的方式来完善自身。这可能包括一种必须做出自我牺牲的生活方式,不参加特定种类的活动,避免接触某些种类的人。这样一种生活方式可能会使他们与他们所属的社交团体或整体上的文化拉开距离。这可能在遵守宗教教义与被他人赞成和接纳两种愿望之间产生冲突。同样,有宗教信仰的人可能拥有很高尚的价值观念(性道德、诚实、慷慨、宽

---

③　J. J. 埃克斯兰(Exline)等,《宗教路上的绊脚石:破碎的关系、难以摆脱的恶行、信仰的内在困惑》,载《心理学探索》(*Psychological Inquiry* 13,2002 年,第182—89 页)。

恕、谦逊或善良),也一直在努力奉行,但往往难以达到如此高的水准,因而会有愧疚、自我贬损、灰心丧气的感受。因此,虔诚的宗教活动或这类活动的缺失,都可能造成心理的、社交上的和精神的重负。这都可能造成内在的冲突与折磨,并进而对心理健康和治疗结果产生影响。

110

同样令人忧虑的是,宗教还可能被用来代替医疗保健手段。某些原教旨主义教派的成员以宗教为理由不去做产前检查和产期保健,这将大大增加了他们婴儿和孕产妇的死亡风险(比如,印第安纳州的信心集会)④。在世界上若干宗教团体中发生了执意拒绝给儿童接种疫苗,而导致了脊髓灰质炎⑤,风疹⑥,百日咳⑦和其他传染病⑧的爆发。尽管最近的研究表明,由于宗教的原因而不接受百日咳疫苗接种,其影响可能并不太大。⑨

某些抢救性治疗措施也可能被以宗教的理由停止或中断。耶和华见证会的成员可能拒绝接受救生用的血液产品,某些基督教科学派的教徒可能避免去见医生,而用祈祷来替代。病人们在做完康复的礼拜之后可能会停止用药,以此来"证明他们的信念"。他们这么做是怀着最美好的意愿的,而且在其特定的信仰体系中这也是完全合乎情理的。糖尿病患者可能会停止使用胰岛素,甲状腺功能减退的病人不再使用甲状腺激素,哮喘患者不再使用支气管扩张剂,或者癫痫患者不再使用抗癫痫发作的药物。不幸的是,这样的决定通常会带来消极的结果⑩,并且最后留下来收拾残局的都是医生(通常他们也不知道为什么病人的情况会恶化)。这就是为什么病人需要无所拘束地同医生谈论其精神方面问题的另一个原因。

---

④　C.斯宾塞(Spencer)等,《信心集会:围产儿死亡率及孕产妇死亡率研究》,载《印第安纳医学》(Indiana Medicine,1984 年 3 月,第 180—83 页)。

⑤　M．A.科宁·凡·史本丹克(Conyn-Van Spaendonck)等,《荷兰对脊髓灰质炎的免疫力》,载《美国流行病学杂志》(1530, 2001 年,第 3 期,第 207—14 页)。

⑥　《1991 年美国门诺教派中风疹的爆发》,载《发病率与死亡率周报》(40,1991 年第 16 期,第 264—65 页)。

⑦　P．艾特金(Etkind)等,《百日咳在宣称对接种疫苗实行宗教赦免的群体中的爆发》,载《美国儿童疾病杂志》(146,1992 年,第 173—76 页)。

⑧　D．V.罗杰斯(Rogers)等,《麻疹爆发时对接种疫苗实行宗教赦免的群体中的高发病率和病死率》,载《儿科传染疾病杂志》(12,1993 年,第 288—92 页)。

⑨　S.B.奥默(Omer)等,《非医疗的豁免对学校疫苗接种的要求:世俗的潮流和各州政策与百日咳发病率》,载《美国医学联合会杂志》(296,2006 年,第 14 期,第 1757—63 页)。

⑩　D．V.寇科勒(Coakley)等,《信仰疗法的安全性》,载《柳叶刀》(1986 年 2 月 22 日,第 444 页);D．M．史密斯等,《信仰疗法的安全性》,载《柳叶刀》(1986 年 3 月 15 日,第 621 页)。

## 宗教冲突发生的频率

于是,有些时候,宗教会与标准的医疗保健发生冲突,而病人决定选择
宗教,而不去冒脱离给其生命带来目的、意义和希望的信仰体系(以及可能
被他们的社交团体排斥)的风险。然而,实际上这种事情多久就会发生一
次? 这是医生每天在办公室都会碰得到的、屡见不鲜的事情,还是相对很少
发生的、罕见的例外? 根据我们从现有研究中得到的结论,宗教和治疗之间
的冲突并不是很普遍,但是也确实会发生。然而,当冲突发生时,会引起很
大的关注度,各种伦理委员会被召集起来,报纸上还会出现相关的报道,等
等。我们大多数病人都隶属于传统的宗教团体,针对医疗保健需求,各团体
都有相关的合乎实际的政策。结论与此相左的研究则往往在研究方法上存
在缺陷。

阿瑟和斯旺在 1998 年在权威医学期刊《儿科学》上报告说[11],从 1975
年到 1995 年有 172 名儿童死亡,死因都是因为他们的父母出于宗教原因而
不给他们治疗。调查者还报道了很多儿童死于食物吸入、癌症、肺炎、脑膜
炎、糖尿病、哮喘和其他本来可以治愈的儿童疾病的病例。这 172 名死亡病
例分别属于分布在 34 个州的 23 个教派。然而,经过仔细的研究就会发现,
83% 的死亡病例都是来自 5 个宗教团体:50 个来自印第安纳州(基本上都
来自前面提到的信心集会),16 个来自宾夕法尼亚州(大多数来自信心会
堂),15 个来自俄克拉荷马州和科罗拉多州(大多数来自首生的教会),5 个
来自南达科他州的终时教,28 个来自全国性的基督科学派教。这些都算
不上是主流的宗教团体,因此如果说所有这些宗教团体的成员加起来不到
美国人口总数的 1%,应当并不过分。

另外,阿瑟和斯旺研究所使用的方法有问题,想要据此确定儿童由于宗
教原因而不能进行治疗的情况实际上多久发生一次,基本上是不可能的。
甚至连作者都承认:"在这项研究中,要计算出总的发病率和死亡率是不可
能的,因为我们没有所取样群体的儿童的总数,同时,病例的搜集方法也不
是很严谨。"(第 628 页)"不严谨"的意思是,大多数病例都是在过去 15 年
里,整理报纸上的文章、政府文件、庭审笔录以及从斯旺的宣传鼓动小组

111

112

---

① S. 阿瑟(Asser)等,《由于宗教影响导致的医疗疏忽中的儿童死亡率》,载《儿科学》(101,1998
年,第 625—29 页)。

CHILD 的文件中的个人信件中得到的。再说,关于这些儿童若通过治疗是否可能会存活下来的预测,也是仅凭一个小儿科医师(该项研究的第一作者)的判断来推测的。因此说,这项研究的方法有很大的主观性,其结果和结论很可能受到调查者偏见的强烈影响。

同时,宗教和医学之间也存在冲突,能够影响成年人的医疗保健。虽然这方面的系统研究基本上不存在,但是源自于宗教信仰、能够证明两者冲突的例子却很多,包括反对接受输血(耶和华见证会),寻求心理疗法(某些基督教原教旨主义团体),或者各种基于宗教信仰[12]的、更微妙的不遵医嘱的形式,等等。然而,可以有把握地说,如果医生和病人之间在精神问题上能够有更好、更通畅的交流,那么,这些问题中的很大一部分都能够避免或者被最小化。

## 化解宗教冲突

当出现宗教信仰同医学或者心理治疗相冲突的情况时,解决问题的关键就在于医生能够进入病人的世界观,并且能够设法理解病人做出决定的逻辑。当健康或者生命处于危险时,为什么更喜欢宗教而不是医学,病人的脑海里总是会有很清楚的理由,尽管这在通常情况下被掩藏得很深,医生无从知道。不幸的是,大多数医生的第一个也是最自然的反应就是感觉自己受到了冒犯。因为病人选择的是看起来完全非理性的治疗方法,而不是医生认为的经过科学证明的疗法。这就引发了医生的怒火,有时候还会引起病人对医生的排斥,从而导致双方的争论以及交流的失败。

通过进入病人的宗教世界,医生才会意识到这对病人来说是多么严肃庄重的事情。例如,耶和华见证会之所以拒绝血液制品,是因为他们坚定的宗教信仰是:上帝(耶和华)不会接受那些接受输血的人。因此,耶和华见证会宁可选择拒绝给自己和他们的孩子输血,也不冒永堕地狱的危险。对于这个宗教派别的成员来说,他们宁可多在世上受几年罪,也不想被家庭和朋友排斥,甚至在死后受到永世的诅咒。在这些病人的世界观里,不去拒绝血液制品简直是不可理喻的。同样,那些参加祈祷仪式的病人,浑身上下激情澎湃,这让他们确信已被治愈,其实是在用对上帝的信仰来对抗对于医学的信仰。对于他们来说,上帝每天与他同在,而医生不过是 6 个月才见一

113

---

[12] 科尼格等,《宗教与健康手册》(第 63—71 页)。

回,因此相信上帝远远比相信医生重要。

在这里,不论病人的决定如何,重要的是要保持医生和病人之间的交流渠道通畅。这可能需要医生接受那些笃信宗教的病人弃绝医疗保健的决定,但仍然从医学的角度对他们进行仔细的跟踪。一旦病人觉得他们的信仰和决定得到医生的尊重,他们就更有可能会在这些方面向医生敞开心扉,而且假如这一切都不奏效的话,还会返回头来接受医学的治疗措施。如若不然,病人就会认为他们需要进行自我保护,因而在他们真的需要进行医疗救助的时候迟迟不去需求治疗。

在宗教信仰与治疗发生冲突的情况下,如果医生在征得病人的同意后,可以通过与病人的教士交流以便对病人的决定有更深入的理解,这种方法有时候还是行之有效的。这一行为将帮助医生得到更多关于病人宗教信仰系统的信息,将帮助医生携手病人的宗教权威,同时,还能帮助澄清病人可能有的关于宗教信仰的误解。病人有时候还可能用宗教信仰解释许多行为,而宗教教义从来都不曾被这样加以利用过。同病人的神职人员进行简短的谈话,往往很快就能发现病人对于宗教的各种神经质的、防御性的使用方法,并且能够使医生获得神职人员的帮助,一起给病人施加压力,从而使他们放弃对宗教的这种随意性用法。

## 医生问询所带来的伤害

医生询问病人的宗教或者精神问题真的会给病人带来伤害吗?下面让我们来对这个问题进行更仔细的审视。

**使病人不安** 这里想要表达的观点是,采集一份简短的、筛查性的病人的精神历史,之所以容易使病人感到不安,其原因或者是因为这出乎他们的意料,或者是因为这属于过于隐私的问题,或者是因为他们是没有宗教信仰的人。病人来找医生看病是来解决他们的健康问题的,而不是为了评估他们的精神生活的。在医疗环境下,宗教这个话题过于隐私而不便谈论,医生不应该向病人打听这方面的问题,正如他们不能询问病人婚姻伴侣的选择(或者是否单身),或者关于个人财务的决定。而那些并不信奉宗教的病人可能会因为医生的询问而感到不安,因为医生询问宗教问题意味着宗教问题很重要,而他们不信奉宗教就是不正常的或者是病态的。

病人期望医生能够解决与他们的心理健康、身体健康和医疗保健相联系的问题。如果宗教问题和健康没有联系,对医疗决策没有影响,那么向病人询问这些问题的确超越了医生职业责任的范畴。然而,由于宗教或精神信仰在以上三个方面都发挥着举足轻重的作用,所以,医生就极有必要对这些问题进行了解。医生之所以会向病人询问他们生活中的很多私人方面的问题,是因为这些方面都会影响病人的健康或者治疗。作为病人社会经历的一部分,医生询问病人的婚姻状况,有几个孩子,他们在各自的社区中获得了什么样的支持,以及他们的财务状况如何等问题都是极为必要的,因为这其中的每一个因素都可能影响病人在家庭和社区所获得的支持,影响他们遵从治疗方案和获得足够监护的可能性。医生不会因为病人是单身,没有朋友或者家庭贫困而看轻他们,但是他们确实需要了解这些情况,因为这些都与病人的健康以及他们出院回家后的可能获得的支持有着潜在的联系。如果与健康的确有关,医生会询问他们生活中极为隐秘的领域,并给他们提出建议。这包括给那些有遗传性疾病但又计划结婚的病人提供遗传咨询,给那些有多性伴侣的人提供有关性传播疾病(STD)危险的咨询,提供关于饮食、吸烟、喝酒等卫生习惯的咨询,以及提供关于其它很多隐秘行为的建议。不消说,这些都是很私密性很大的问题,但由于都与健康有关系,对它们进行了解都在医生的职责范围之内。对这些问题进行了解的意图和目的不是为了促进宗教,而是提升健康和幸福。这是采集精神历史的全部目的:提升病人的健康水平——这是一个世俗的目标,而医生对此负有义不容辞的责任。

116

医生对于病人的精神信仰和实践的询问,如果是以一种细心的、尊重的方式进行的,那就不应该冒犯那些没有这类信仰的病人。如在第 2 章已经讲过的那样,如果病人已经表明宗教或信仰在他们的生活中并不重要,那精神历史的采集就应当停止,医生应当接着询问那些能给病人带来意义、目标和支持的因素。当然,人在生病时,宗教并不是基本的存在性心理需求得以满足的唯一来源。从一个宗教的焦点到一个非宗教焦点的过渡,应当做得平稳自然,没有破绽,让那些没有宗教信仰的病人对此甚至没有任何觉察。然而,如果有迹象表明病人有宗教困惑或疑难,那么,此时医生也不应当含糊其辞,而应当鼓励病人开诚相见,否则,这些因素有可能使病情恶化或者对医疗结果产生不良影响。[13] 需再一次申明的是,医生关心的焦点始终是维持并尽最大努力推进病人的健康水平。

---

[13]　帕葛门特等,《作为老年住院病人死亡率预兆因素的宗教困惑:为期两年的纵向研究》,载《内科医学档案》(161, 2001 年,第 1881—85 页)。

已有系统的研究对精神方面的问询使病人感到不安的频率进行了考查。前面提到的 OASIS 研究,涉及到随机抽取的、被分别分派给肿瘤学家诊治的 118 名病人。[14] OASIS 研究中的精神历史涉及面相当广泛,采集起来平均耗时 6 分钟,超出了本书所推荐的简短的筛查性精神历史的范围。该项目的研究者指出:"本研究的构思体系不同于采集医学的或精神的'历史',做这一区分是极为必要的……本研究的体系旨在使病人与医生之间的交流变得更为容易,并且,如果有必要的话,使病人有能力更全面地考虑其问题和相关的资源。"医生们表示,54 名接受干预的病人中有 48 名(占89%)看起来"相当自在"或"非常自在"。

当接受干预之后立刻被问及在与肿瘤学家探讨精神问题的过程中感觉如何时,74% 的病人回答说相当或非常自在,15% 说还算自在,11% 说仅有丁点儿自在或根本不自在。3 周之后再被问及自在程度时,只有 6% 的病人说仅有丁点儿自在或根本不自在。若考虑到一半实施干预的肿瘤学家不是基督教(而是印度教和锡克教)教徒,而 80% 多的病人是基督教教徒,另外15% 没有宗教信仰,那么,这一发现就更令人惊讶了。因此可以说,当医生询问精神问题的时候,十个病人中仅有一人可能感觉不自在,而且,如果精神历史更为简短、更聚焦于获取信息(而不是像在 OASIS 研究中那样进行干预)的话,有那种感觉的人可能会更少。

**催生内疚感**　对病人来说,对他们的疾病存有挥之不去的疑问是正常的,大多数病人都会在接到使他们震惊的诊断结论时会问"为什么倒霉的是我?"一位危重病人可能会认为他之所以生病是因为那是上帝对他的惩罚。再说,这个逻辑并不是那么难以理解:如果虔诚的宗教信仰是与身体健康和不受疾病困扰相联系的,那么之所以会生病一定就是因为缺少宗教信仰了。"将宗教活动同更健康的身体联系起来,可能会让病人感到雪上加霜,因为众所周知的、认为疾病的根源在于道德的缺失这一古训已经让他们如坐针毡了。"[15]

事实是,诸如"为什么倒霉的是我"之类的问题普遍存在,且有可能影响健康的结果,因此,就极有必要把这些忧虑袒露出来,加以认真解决。这一事实正好为医生应当询问精神问题提供了进一步的理由。研究表明,那

---

[14]　克里斯泰勒等,《OASIS:病人接受程度与最初效果的证据》,《国际精神病学与医学杂志》(35,2005 年,第 329—47 页)。

[15]　斯隆等,《宗教、精神性与医学》(第 666 页)。

些感觉到自己被上帝抛弃或者惩罚的病人,或者那些对上帝的能力或者爱 118
心持有怀疑态度的病人,比起那些没有这种感觉的病人,其死亡的可能性增
大⑯。尽管医生可能并不是能够解决这类复杂精神问题的最佳人选,但必
须有人来解决这些问题。正如在前面提到过的,虽然特遣牧师和教牧辅导
师都是经过专门训练能够解决这些问题的,但是必须得有人让他们了解有
关信息。然而,很多有这些信仰的病人都因为他们对宗教的消极的情感态
度而与宗教疏远了,他们也不想同神职人员谈论他们的问题,因而去看医生
成了他们最后的选择。

　　医生在询问病人的精神问题时,还会有使病人产生内疚心理的风险。
然而,医生在询问病人任何有关他们健康状况的问题——不管是吸烟、运
动、饮食——时,他们就一直在冒这样的风险。如果一位病人患有肺癌,那
医生就有义务询问他是否吸烟,即使这个问题会让病人因为自己吸烟而有
内疚感。对待一个有冠心病的肥胖病人,有哪位医生不会去询问病人关于
运动和饮食的问题,即便这样做有让病人因为过着久坐不动的生活或者吃
得太多而感到内疚的风险?

　　事实上,如果病人不按照医生的建议去做,并且最终生病,那么,所有关
于保健养生或者疾病预防的建议都会有使病人感觉负罪感的风险。甚至让
病人加入互助群体的建议都能够催生那些仍然过着隐居生活、继而引起疾
病复发的病人的负罪感。医生果真因为害怕引起病人的负罪感而不去过问
这类问题了吗?答案是否定的。这种担心也不应当妨碍他们去采集病人的
精神历史。

　　然而,让生病之人因为缺少足够的宗教信念而产生负罪感,这一点需要
再多说几句。即使仅有最低限度的智力,仅用常识就能够知道,医生不应当
因为病人对宗教不够虔诚就使他们感觉不舒服或者难过。身体和精神的疾 119
病的发生有很多与宗教或者信仰没有任何关系的诱因——先天遗传的,后
天发展的,偶然获取的。甚至是最虔诚的笃信宗教的人也会一步步地走向
死亡。不是所有的圣人和殉教者现在都死了吗?通常情况下,直到一个人
生病了,经历过生活的悲剧,或者经历过巨大痛苦中的几个阶段之后,他才
会在斗争与挣扎中产生强烈的宗教信仰或者精神性。最终,那些病情最为
严重的病人往往都是最为注重精神的病人。因此,要得出健康状况不好是
由于缺乏宗教信念的结论是不可能的,因而通常这样的结论也是完全错误

---

⑯　帕葛门特等,《作为老年住院病人死亡率预兆因素的宗教困惑:为期两年的纵向研究》。

的——而医生从来也不应当有这样的念头。

## "精神性"可能有害吗？

在今日的通俗文化中,尽管"精神性"一词几乎总是与某种好的东西联系在一起,但是精神性也可能像宗教一样,与伤害联系在一起。没有信仰的人,可能会像对待宗教那样,以同样消极的态度对待精神性,几乎分不清楚两者之间的差异。尽管我们学者会区分其细微的差异,但病人大多并不了解其区别,因而往往视之为一回事。

有些对于精灵、精神性的存在物或精神性力量的信仰,也能引发对于人们的心理的甚或身体的伤害(如伏都教和巫术)。对于恶魔般的精灵或邪恶的力量的信仰,可能使来自于某些精神传统的病人感到极大的抑郁,因为在这些传统中,这类力量被大肆渲染,并且有不少人相信,这些精灵还有可能占据人的灵魂。

120　　　像超越性的冥想、凝神冥想、治愈性触摸(接引"微妙的能量")、针刺疗法或灵气疗法(Reiki)等精神性的做法或习俗,间或也作为另类或辅助医学计划的一部分被提供给基督教教徒。在对抗性(allopathic)的医疗方案失败之后,这类做法或习俗就会被其提倡者以一种近乎狂热的态度推荐给求医心切的病人。来自于保守的基督教群体的病人可能对这类做法和习俗了解极为有限,因为它们源自于东方的或新时代(New Age)的宗教传统,因而可能与他们的基督教的宗教信仰产生直接的冲突。

对于保守的基督教信仰了解不多或不够细心的医生,可能在不解释其来源的情况下,就把这些陌生的精神做法或习俗强加给病人。他们也没有去寻找与病人的信仰更为合拍的、基督教的传统方法(如祈祷、访问特遣牧师、接触宗教仪式或《圣经》之类的宗教文献)。如果源自于东方的或新时代的传统被提供给虔诚的伊斯兰教教徒时,他们同样也会感到被冒犯。关于这类事情发生的频率的研究的确很少,但我的感觉是,在当今美国的许多大医院或医学中心所附设的另类或辅助医学中心里,这类做法和习俗并不鲜见。

## 总结和结论

宗教或精神性除了可能给健康带来许多积极的影响,同样也可能带来消极的影响。那些令病人、他们的家人及其社会支持网络感到压抑的宗教信仰,也会让宗教信仰者(和无宗教信仰者)体验到微妙的心理、社交和精神的重负。宗教信仰使病人放弃他们需要的医学治疗,拒绝接受抢救他们生命的治疗程序,停止药物治疗——总之,他们选择信仰而不是医学。尽管这样的事情并不经常发生,但它一旦发生,就将引起所有被牵涉到的人的不 121安和痛苦。医生需要学会尊重病人依据其宗教信仰所做出的决定,而不是变得生气或者感觉自己被拒绝。相反地,他们需要试着走进病人的宗教世界,从而能够更好地理解他们所做出决定的逻辑。只有通过这种方式,医生和病人之间交流的大门才会一直敞开着。那种认为医生询问有关病人宗教信仰或精神问题能够使他们不安或者产生过度内疚感,从而给病人带来伤害的说法,是必须要认真对待的,并且应当促使医生去获得这一方面的培训。然而,这种说法并不是完全正确的或者已被充分证实,所以它不应当阻碍医生去探索一个对病人心理的、社交的和身体的健康都至关重要的领域。 122

# 第 7 章

# 特遣牧师及教牧关怀

本章主要是写给没有接受过宗教训练的医疗专业人士看的，帮助他们更好地理解教牧关怀专家是些什么样的人，各自在满足有健康问题的病人之精神需求方面扮演什么样的角色。尽管本章大多部分是关于精神护理领域的主要专家——专业医疗保健特遣牧师的，我也讨论了教区辅导师和社区神职人员的作用。

## 专业特遣牧师

在美国的专职或培训机构中，特遣牧师的数量大约有 1 万人，每年总共提供 1—5 千万小时的咨询服务。四个最大的特遣牧师组织分别是专业特遣牧师联合会（APC）、全美天主教特遣牧师联合会（NACC，有 4000 会员）、临床教牧教育联合会（ACPE，1000 会员）、全美犹太教特遣牧师联合会（NAJC，400 会员）。其他特遣牧师机构包括：美国新教教养特遣牧师联合会、纽约拉比委员会特遣牧师分委员会、特种环境神职人员协会、国际警察特遣牧师服务联合会、全美派驻武装力量神职人员联合会、全美商业工业特遣牧师学会等。这些机构负责制定标准，并为其会员颁发专业特遣牧师资格证书。[①]

专业特遣牧师联合会（APC）的前身是新教医院特遣牧师联合会（APHC）。APHC 第一次集会的时间在 1940 年代，而该会的成立还可以再往前追溯十年，因为在此期间拉塞尔·迪克斯（Russell Dicks）和理查德·

---

① 参见 APC 网站：http://www.professioanlchaplains.org。

卡伯特（Richard Cabot，内科医生）共同撰写了里程碑式著作《给病人当牧师的艺术》。1968 年，APHC 被重新命名为美国特遣牧师学会，其会员稳步增加。1980 年代，特遣牧师学会与心理健康特遣牧师（AMHC）得到了医院认证委员会（Commission for Hospital Accreditation）的支持，为特遣牧师服务制定标准。大约也是在这一时期，老年医疗保险（Medicare）同意对提供特遣牧师服务的医院进行补偿。1998 年，特遣牧师学会与 AMHC 合并组成了APC。APC 把自身描述为"一个不同宗教间的、专业的教牧关怀服务供应者联合会，其教牧服务得到了信仰团体的认可，旨在满足全世界各种环境下人们的身体、精神或心理需求"②。APC 公布了专业伦理准则，制定了关怀服务标准，并竭力在其杂志、通讯和网站上表彰"最优服务方法"。

全美天主教特遣牧师联合会（NACC）成立于 1965 年。在同一年，前全美天主教福利联合会所属的卫生与医院办事处成立了天主教特遣牧师联合会。到 1970 年，NACC 就成为一个被认可的特遣牧师认证与培训机构。在1973 年，NACC 开始接受男女教友和世俗的人入会，成为有资格的会员，称之为准会员。NACC 把自身描述为"一个由有资格的特遣牧师和临床教牧教育者组成的专业联合会，其成员以投入耶稣基督的治愈使命为职志。我们为我们的会员提供标准、资格认证、教育、宣传和专业发展，以便服务于教会与社会"③。

全美犹太教特遣牧师联合会（NAJC）旨在"提升犹太教特遣牧师的神圣性（kedusha），以便他们能够提供优质的犹太教的、宗教的和精神性的关怀。"NAJC 进一步将自身描述为：

> 由拉比、祈祷文吟诵人和其他犹太教专业人士组成的专业机构，其成员在医院、疗养院、老年人中心、临终关怀医院、精神病康复中心、教养院和军队担任特遣牧师。除了对犹太教特遣牧师提供联合支持和专业认证以外，NAJC 为会员提供会议服务和新的资源，以便依据犹太教传统和价值观，在教牧和精神护理问题上，提升对于犹太人和整个社群的服务。④

NAJC 每年举办一次会议，出版一份杂志和一份季度通讯。

这些机构都制定了会员认证标准。各个机构的标准一般是类似的，包

②　APC 网站：http：//www. professioanlchaplains. org。

③　NACC 网站：http：//www. nacc. org。

④　NAJC 网站：http：//www. najc. org。

括一个由正式的学术机构颁发的宗教学、神学、宗教研究或教牧学硕士学位,在正式的临床教牧教育(CPE)中心获得 4 个单元的教育(1625 小时的临床监护,为住院病人提供咨询,通常称之为"住院实习")。APC 还要求,在住院实习之后,还需要获得为期一年的全职特遣牧师经验。另外,还需要有特遣牧师教派所出具的表示支持的信函,若要成为经过认证的特遣牧师(BCC),还需要顺利通过专门的书面和口头考试。另外,APC 和 NACC 还要求每年通过参加各种各样的教育经历而获得至少 50 小时的继续教育(CE),而且 APC 还要求,其中 10 小时必须被认定属于继续的特遣牧师教育(CCE)的单元。APC 还有一个准特遣牧师的名称,该职位要求 1 个单元(而不必是 4 个单元)的 CPE 教育,要求每年为保持资格所接受的 CE 教育也相对少一些。NAJC 也要求会员为保持资格必须每年接受新的继续教育。尽管在美国经过考试委员会认可的特遣牧师的比例尚无从可知,但许多医院都在招募有这类证书的特遣牧师。

临床教牧教育联合会(ACPE)是一个为临床教牧教育制定标准,批准设立 CPE 中心和项目,并为 CPE 导师颁发资格证书的机构。[⑤] ACPE 成立于 1967 年,由教牧护理学会、临床培训委员会、临床教牧教育者联合会,以及路德委员会的认证和确认部门合并而成。CPE 萌生于 1920 年代,最早是作为宗教学教育的一种形式而出现在学校的教室里和临床环境下。当今大医院或医学中心的教牧护理科室通常都包含了 ACPE 颁证的特遣牧师培训项目。

## 特遣牧师做什么

经过考试委员会认可的特遣牧师接受培训的目标就是全面评估病人的精神需求,并对这些需求加以应对。特遣牧师接受培训的口径很宽,为的是能够满足来自差异极大的宗教传统的病人,或是没有宗教传统的病人的需求。除了新教、天主教、犹太教的特遣牧师外,还有佛教、印度教、伊斯兰教的特遣牧师。尽管特遣牧师与某一个特定的宗教传统联系在一起,但特遣牧师接受的是大公主义的教育,因而能够向来自所有信仰的病人及其家人提供精神的和宗教的支持。在医院环境中,特遣牧师是真正的精神护理专家,是医疗保健领域内唯一接受专门教育,从而满足内科或精神疾病治疗过

---

⑤　ACPE 网站:http://www.acpe.org。

程中发生的精神需求的专业人士。特遣牧师可能是多面手,也可能是对手术前后护理、成年人护理、老年病学、肿瘤学或临终者(例如在临终关怀医院)护理等方面术有专长的专家。

　　除了与病人及其家人和医院工作人员一起祈祷,并给他们提供建议以外,特遣牧师还要主持医院等机构附设的小教堂的仪式,在病人床前主持宣誓。特遣牧师还要参加伦理委员会和机构评估委员会,参与病人出院审批计划,与社区神职人员进行沟通联络。在一些医院(也是较为理想的状况),特遣牧师是多科室医疗队伍的一个不可或缺的组成部分,参加医院的病房巡查,列席多科室的医疗队会议。特遣牧师往往卷入有争议性的伦理问题之中,例如撤掉呼吸器或饲管,还会卷入与临终决策、病人由于宗教原因拒绝治疗、针对疗效迟缓病人的治疗有关的冲突之中,但是,特遣牧师接受专门的训练就是为了解决这些问题。特遣牧师由于能够辨认并阐明病人的精神与道德态度与观点,并且能够判断这一切会如何影响决策的形成,所以在伦理委员会中发挥着独特的作用。[6] 在像加护病房、急诊室和临终关怀医院这样的环境下,若有危机情况发生,特遣牧师对于病人、病人家人、医院工作人员有着巨大的帮助。

127

　　然而,特遣牧师把时间花在做什么上,却依赖于医院的工作人员中雇有多少特遣牧师。各医院在雇佣特遣牧师的数量、雇佣方式、以及他们认定的特遣牧师的资质等方面有很大差异。医院特遣牧师的数量可能是每 100 张床位对应 1 个特遣牧师,也可以是每 500 张对应 1 个,还可能一个也不雇佣。特遣牧师可以是全职的(有保障的)、兼职的(保障受限)或签订合同的(计时付费,没有保障)。特遣牧师有可能不是经过考试委员会认定的,尽管一些医院现在要求提供这一证明。当医院的要求超过特遣牧师的能力时,他或她可能从社区征募神职人员来临时帮忙,其模式不尽相同。一些医院有特遣牧师志愿者或访问神职人员计划(涉及社区神职人员或接受过训练的志愿者),这一切通常由医院的教牧关怀科来协调,并有一名全职的特遣牧师负责管理。医院还可以设立独立的教牧关怀科室,或者,教牧关怀也可以放在社会服务科的一个部分。

　　疗养院一般不雇佣特遣牧师,除非疗养院与宗教机构联系在一起。即便是与宗教机构有联系,疗养院也未必雇佣特遣牧师。门诊外科和精神病科诊所通常也没有特遣牧师。当然,因病只能待在家里,接受上门医疗保健

---

⑥ 《特遣牧师在医疗保健伦理中职责原则》,见 APC 网站:http://www.professioanlchaplains.org。

服务的病人很少有选择去见特遣牧师的机会,只能依赖于其社区的神职人员。特遣牧师显然不同于社区神职人员。社区神职人员可能有一些解决生病之人需求的训练,但无论就其数量还是深度而言,都与特遣牧师所接受的训练不可同日而语。大部分病人、病人家属、医院工作人员从社区神职人员那里得到的,都不可能超过他们从特遣牧师那里得到的。特遣牧师在医疗保健的环境中工作,理解疾病的心理和社会后果,并且知道如何与那些正在与疾病挣扎的人"并肩同行",如何与那些正在照顾他们的人携手前进。特遣牧师认识医生、护士,了解医院的流程,并且懂得医疗保健的伦理。特遣牧师是医院工作人员的成员,可以参加多科室的医疗队会议,因而有机会掌握与照顾病人相关的医学、护理和社会信息。社区神职人员没有这样的关系或知识,因而对病人及其家人的帮助绝对不可能像特遣牧师那样大。

128

## 特遣牧师的评估

所有特遣牧师都使用的标准评估工具并不存在。相反,在特定情况下,什么工具效果最好,最适合具体的病人,每一个教牧关怀的部门都有自己的判断标准。评价的决定因素是病人的需求和信仰。尽管如此,关于特遣牧师的精神评估中应当包含些什么,存在着普遍的一致性的看法,而且这一看法非常符合医疗机构联合认证委员会的要求。⑦ 因此,依据医生采集的筛查性精神历史所揭示的内容,特遣牧师将对病人进行更为全面的评估,更深入地探讨病人的信仰和精神需求,尽管特遣牧师在这样做的时候始终要密切听从病人的引领。这些评估始终是以病人为中心的。

不幸的是,大部分特遣牧师所处的工作环境使得他们没有时间去见每一个病人及其家庭成员,无法满足医院工作人员的需求,也无法履行其他与医院相关的职责。其结果是,仅有五分之一的住院病人能够见到特遣牧师,⑧能够有机会与特遣牧师谈话的病人家属就少之又少了。由于这一原因,就很有必要对特遣牧师需要完成的任务之重要性进行排序。对每一个病人进行筛查,了解其精神需求,就不是大多数特遣牧师需要做的事情,也不是他们能够有时间去做的(除非是在军队或老兵管理局的医院中)。也

129

⑦　《评估精神评估过程》,见 APC 网站:http://www.professioanlchaplains.org。

⑧　弗兰内里等,《医院病人的精神需求在多大程度上得到了满足?》,载《国际精神病学杂志》(35,2005 年,第 3 期,第 319—23 页)。

并非所有的病人都有精神需求,都想找个人交流一下,或都想见特遣牧师。

　　由于这些原因,就更有必要让不是特遣牧师的医生为获取这一信息而对病人进行筛查,然后把有精神需求的病人转诊给特遣牧师。这样的话,医生也可以向病人解释特遣牧师的作用是什么(大多数病人根本不知道特遣牧师在做什么,对其资质了解就更无从了解),若有精神需求出现,并影响到病人的应对能力和/或就医决策时,鼓励病人去见特遣牧师。

　　嘉里·菲彻特(芝加哥拉什长老会医院)、[9]亚瑟·卢卡斯(圣路易斯的巴恩斯犹太医院)[10]等特遣牧师推导出了若干独特的、适用于医院环境中的教牧关怀模型。这些模型有时候被用来作为精神评估和干预的基础。明尼苏达州的白云老兵管理局医学中心的特遣牧师嘉里·伯格则推导出了一个电脑程序化的精神评估工具。[11] 这一工具包括一张"精神伤害"测量表,询问病人是否从未、有时、经常、常常遭受精神伤害。这些伤害包括负罪感、耻辱、愤怒、悲伤、受到上帝或生活的不公正对待,或其他影响其宗教世界观的伤害。诸君可以自己查看这些资料,以便有更多了解。

## 特遣牧师干预

　　在进行评估之后,特遣牧师可以根据病人的特别需求制定合适的精神护理计划。在有些情况下,特遣牧师甚至不会谈到上帝或宗教话题,而是会有意识地使用病人所用的语言,潜入对病人极为重要的事情(对所爱之人的忧虑、意义与目的、身体的疼痛和折磨、对于死亡的或濒临死亡的恐惧)的深处。特遣牧师甚至不需要和病人一起祈祷,除非病人希望这样做。在开始任何精神干预之前,特遣牧师应首先征求病人同意。特遣牧师可以根据病人的特定需求和偏好决定是否联系病人的神职人员。同评估一样,特遣牧师的干预也始终是以病人为中心的。不论病人的信仰传统是什么,特遣牧师应当根据这一传统来制定合适的评估和干预手段,而绝不能试图使病人皈依某一宗教,或迫使病人以某种方式信仰或修习。根据特遣牧师伦

130

---

⑨　菲彻特等,《7×7 精神评估模型》,录像磁带,APC。

⑩　范德克里克等,《教牧关怀实施规章:注重结果的教牧服务基础》(*The Discipline for Pastoral Care Giving*：*Foundations for Outcome Oriental Chaplaincy*,Binghamton,NY：Haworth Pastoral Press,2001年)。

⑪　G. 伯格(Berg),《计算机作为评估与研究工具在教牧关怀中的使用》,载《医疗保健特遣牧师服务杂志》(*Journal of Health Care Chapliancy* 6,1994 年,第 11—25 页)。

理准则,特遣牧师绝对尊重医生选择的自由,并始终在与健康护理相关的问题上扮演支持者的角色。[12]

特遣牧师也可以满足医院工作人员的情感和精神需求。这尤其适用于在医院科室中工作的医生和护士,也越来越适用于那些感受到巨大工作压力的内科医生。一项研究发现,73%的重病加护医生和护士表示,为员工提供慰藉,是特遣牧师的一个重要作用,许多人还认为应当由特遣牧师来帮助员工处理个人问题。[13] 特遣牧师应尽力认识员工,并与他们建立联系。这样可以一举多得。首先,医疗专业人士会开始了解特遣牧师,并知道他们在做什么(与病人一样,大多数医疗专业人士也不了解特遣牧师的培训,不知道特遣牧师在哪些领域发挥作用)。其次,从特遣牧师的角度看,建立与医疗专业人士的个人关系会增加转诊病人的数量。第三,认识医疗专业人士将增加特遣牧师被纳入多科室医疗队伍的可能性(如果这还尚未发生的话)。医疗专业人士始终面临着艰难的伦理抉择、难以应对的病人、有独特需求的病人等问题。与特遣牧师发展良好的关系能使医疗专业人士得以及时请求其帮助。医疗专业人士会发现,特遣牧师能够帮助他们解决与病人护理相关的和与同事打交道相关的问题。特遣牧师经常被当作可以信赖的人,对事情能够守口如瓶,而跟同事谈话的时候却不是这样。[14]

## 孤独带来的特别需求

处在急症门诊环境、长期护理环境中的病人,还有因病被困在家中的许多病人,都不得不脱离其宗教社群。像是一名到了异国他乡的士兵,或是一名被关押的囚犯,除了特遣牧师,在病人被拘囿的环境中,没有人受过专门的训练来满足其精神需求。在这种情形下,病人们不能指望他们社区的信仰领袖来拜访他们,且举行宗教仪式,祈祷或提供与病人的健康问题相关的深度精神辅导。

首先,很简单,大多数社区神职人员没有时间来做这些事情,若是他们的会众数量庞大或老年人居多,他们就更忙不过来。在医院急诊环境下这

---

[12]  见 APC 网站"伦理准则"部分。http://www.professioanlchaplains.org。

[13]  C. G. 夏普(Sharp),《特遣牧师服务在新生儿加护病房的使用》,载《南方医学杂志》(84,1991年第12期,第1482—86页)。

[14]  见 APC 网站"伦理准则"部分,http://www.professioanlchaplains.org。

个问题已经极为严峻,但在疗养院这样的长期护理环境中,这一问题就更为严峻,到了刻不容缓的程度。其次,社区神职人员(和会众的其他成员,可能被当作神职人员的代表来看望一下病人)往往没有接受过解决与内科、精神疾病相关的心理、社交和精神问题的训练。与疾病相关的心理需求,诸如意义、希望和目的,都直接影响康复和治疗结果,都和病人的精神需求联系在一起,因而,在精神需求被解决的过程中往往也得到解决。这同样也适用于与疾病相关的社交需求(成为他人的负担,不得不与所爱的人分离,最终在死亡之际撇下所爱的人)。特遣牧师接受了处理这些复杂的心理和社交问题的训练,而这些问题往往与精神需求交际在一起。第三,许多病人没有社区神职人员。至少四分之一的美国人"不属于任何教会(unchurched)"(在过去的半年中没有参加宗教仪式),因而当他们住院时,就没有神职人员来满足他们的精神需求。[⑮]

　　这同样适用于医院员工,由于日复一日、年复一年地与有病之人打交道,目睹其中的不少人受尽折磨,并在他们的监护之下,最终死在他们工作的医院,他们也会感受到心理、社交和精神的需求。医院员工需要训练有素的专家,专门解决那些负责照料有身体和精神疾病、慢性残疾和处在弥留之际的病人的员工的精神和心理需求。医院最好想方设法让这些专家便于联系,因为医院员工的工作就是不得不面对难以驾驭的问题,他们一旦有问题,最好能够得到及时解决。即便员工有自己的神职人员,这些神职人员也没有接受过特遣牧师那样的训练,更不可能像特遣牧师那样与工作人员或病人一起工作和生活。

　　因此,医院和医疗保健机构就有义务雇佣特遣牧师来满足病人、病人家属和医院员工的心理、社交和精神需求,因为他们无法在别的地方以同样的方式满足这些需求。病人、病人家属和医院员工因为所受的局限或所从事的工作而与社会隔离开来,特遣牧师能够满足他们因此而产生的独特需求。医学知识、在医学和精神病学咨询方面接受的训练、与医疗保健队伍的其他成员的密切联系,这一切赋予了特遣牧师一种难以比拟的资质,使得他们能够满足上述人群的情感、社交和精神需求。特遣牧师所接受的独特训练使得他们在医院还能够做很多其他的事情,比如参加伦理委员会和机构检查委员会,谋求病人信仰社群在病人获准出院后予以支持,等等。需再次重申的是,除非具备特遣牧师所接受过的多方面的训练,否则,在医疗保健体系

132

133

---

⑮　巴纳研究团队,《不属于任何教会》,见其网站 http://www.barna.org。

之外工作的神职人员确实难以发挥同样的作用。

## 教牧辅导师

尽管特遣牧师和社区神职人员都做大量的辅导，"教牧辅导师"（Pastoral Counselors）这个术语通常指一种特别的心理健康专业人士。在特遣牧师难以找到的情况——如门诊环境——下，教牧辅导师对于满足病人的精神和心理需求特别重要。美国教牧辅导师联合会（AAPC）是一个全国性的会员制机构，负责制定标准和并为合格的教牧辅导师颁发证书。根据AAPC 的描述，教牧辅导是

> 一种独特的心理疗法，把心理学的理解力和精神资源都运用到了康复和成长之中。教牧辅导师是持有合格证书的心理健康专业人士，获得过深度宗教和/或神学培训……教牧辅导超越了一个宗教社群所能给予的支持和鼓励，它提供的是一种穿行在宗教和精神维度之中的、从心理学上也是健康的疗法。[16]

AAPC 成立于1963 年，现有会员超过了3000 名，每年在机构性和私人性的环境中提供咨询接近三百万小时。为获得证书需要具备的资格包括：四年大学，三年神学院或修院，辅导或心理学硕士或博士学位。此外，至少还要有1375 小时有人指导的临床经验，涉及个人、团体、婚姻和家庭疗法；250 小时的经过审批的直接督导，需要在重症或长期监护的环境中工作。在私人的内科、外科和精神病科门诊诊所这类难以找到特遣牧师，而复杂的心理和精神问题经常发生的地方，教牧辅导师显得特别有价值。随着医疗保健越来越多地转入门诊环境中，教牧辅导师的作用也变得越来越重要。AAPC 的网站提供了一种告诉你如何在美国任何地方找到所在地教牧辅导师的办法。[17]

## 社区神职人员

尽管在如何满足与健康相关的精神需求方面，社区神职人员没有受过足够广博的训练，在医疗保健体系之内他们所处的位置也使他们无法与病

---

16　见 APC 网站 http://www.professioanlchaplains.org。

17　见 APC 网站"历史"部分：http://www.professioanlchaplains.org。

人的医疗保健服务供应者建立联系,但是,无论是在病人住院期间,还是他们出院回到社区之后,神职人员在满足其精神需求方面仍然发挥着巨大的作用。病人住院期间,神职人员被期望去探望会众成员,但能否成行取决于会众所属教派、规模和年龄构成。神职人员的这些探望以及他们的派遣者(信仰社群内的志愿者)的探望非常重要,让病人们感觉他们仍与其宗教社群联系在一起,并能亲切感受到来自宗教社群的关心和照顾。

　　许多社区神职人员也接受过临床教牧教育(CPE),这可能是他们所属教派在授予其圣职时的要求(1 个单元的 CPE),也可能是他们从他们所帮助的或召唤他们的医院特遣牧师那里获得的一种培训。社区神职人员经常 135
付出额外的努力去探访生病的会众成员,在他们住院或出院之后向他们予以支持、鼓励和精神咨询。

　　最后,神职人员的探访是一个重要的时机,医疗专业人士(征得病人同意之后)可以趁机和他们探讨病人住院期间得到确认的、并且需要随后访问的精神需求。病人出院之后,其神职人员和信仰社群可能是唯一可供利用的精神关怀和实际性帮助的源头。可以说,医疗专业人士、医院特遣牧师和神职人员之间的交流是至关重要的,因为有了这样的交流,精神关怀才可能从医院延续到社区,保持其连续性。

## 总结与结论

　　没有接受过宗教培训的医疗专业人士,尽管在确认病人与健康相关的精神需求和判断病人是否有特别的精神需求方面发挥着重要的作用,通常却不能满足这些需求。特遣牧师、教牧辅导师和社区神职人员,在帮助因重症住院、入住疗养院或处在门诊环境中的病人方面,各自都发挥着独特的作用。特遣牧师在满足住院病人的精神、心理和社交需求方面有其独特专长,而且能够发挥其他许多重要的作用,使医院运行的效率更高,更合乎伦理。教牧辅导师则是在特遣牧师难以找到的门诊环境中满足内科和精神病科病人的心理和社交需求。社区神职人员负责对病人在住院期间得到确认的精神需求进行随后访问,动员信仰社群的成员满足病人出院后的实际需求,为 136
其提供心理、社交和精神支持。对于医疗专业人士来说,真正了解特遣牧师、教牧辅导师和社区神职人员能够做什么,他们接受了什么样的培训,他们在临床环境下如何接近病人,都是至关重要的,因为只有这样,他们才能够正确地为病人转诊,告诉病人这些精神关怀专家可以提供什么样的服务。 137

# 第 8 章

## 护士护理中的精神性

在这一章,我将探讨护士护理中的精神性,但由于篇幅有限,我只能以一种最为肤浅的和一般化的方式来探讨。那些想对这个非常庞大的话题进行进一步了解的读者,可以去阅读护理专业人士撰写的其他文本,那些著作对这个话题进行了更为详尽的探讨(尤其是关于精神性在临床实践中的应用情况的探讨)。[①]

护士护理这一专业源自于对生病之人予以照顾的宗教机构。直到差不多一百年前,西方世界的护士护理几乎都是由信仰宗教的妇女(即来自新教传统的女执事,来自天主教传统的修女)完成的。在欧美都是这样。美国第一个有组织的护士团体是马里兰州埃米兹堡市的慈善修女会,成立于1803 年。一直到 1960 年代,许多护士都生活在离她们工作的医院不远的集体宿舍里,而且他们通常也没有结婚(奉行和天主教修女一样的生活模式)。只是到晚近时代,护士护理才变得"注重证据",并摆脱了它的宗教源头。在过去的 30 年中,美国的护士护理世俗化的色彩越来越浓厚,无论是在培训上还是在实践中,都很少强调病人的精神需求。到我 1970 年代末期就读护理学院的时候,精神性已经几乎完全被从课程设置中删除。如果护士被发现与病人一起祈祷,那就意味着受谴责或被解雇。

---

① 卡森、科尼格等,《护理的精神性》,第 2 版;M. E. 奥布莱恩(O'Brien),《护士护理中的精神性:站在神圣的土地上》(*Spirituality in Nursing: Standing on Holy Ground*, Boston: Jones & Bartlett, 1999 年);J. A. 雪莱(Shelly)等,《护理之使命:一个基督徒眼中的护理》(*Called to Care: A Christian Worldview of Nursing*, 第 2 版, Downers Grove, IL: Intervarsity, 2006 年);B. S. 巴纳姆(Barnum),《护理中的精神性:从古到今》(*Spirituality in Nursing: From Traditional to New Age*, 第 2 版, New York: Springer, 2003 年)。

尽管精神性在 1970 和 1980 年代的护士培训中遭到了清除,但即便在那些年代里仍然有一些护士领袖继续强调精神性在护士护理中的重要性。在桑德斯(Saunders)出版于 1989 年的《护理实践的精神维度》一书中,威娜·本纳·卡森描述了护士在确认和满足病人的精神需求中的作用。[②] 甚至在此之前,即 1981 年,玛格丽特·克里顿为麦克米兰出版的《临床护理学》的第 4 版撰写了其中一章,[③]题目为《护理学的精神维度》。在更早的1975 年,琼·斯托伍德和露丝·斯托尔为这一著作的第三版撰写了同名的一章。[④] 因此,在护理临床上,精神性一直得到了某种程度的承认。

尽管在最近几年,传统的观念开始重新受到重视,但在护士护理和精神护理之间仍然存在着深深的裂缝。医疗机构联合认证委员会所提出的要求,即每一个被批准入住医院、疗养院,或被家庭医院接诊的病人,都应当被采集精神历史,鼓励护士重新关注这些需求。美国医院的护士到底在多大程度上在采集病人的精神历史,尽管还没有研究对这方面的情况进行考查,但我的印象是,这是一个只在表面上得到关注的领域。是的,许多护士可能断定病人所属的教派,病人是否想见特遣牧师,但是,这并不就是一份精神历史——并不是医疗机构联合认证委员会所要求的精神历史。迫切需要对此进行系统的研究,以便理解现在在做的是什么,什么没有受到重视,其原因何在。

## 护理研究

然而,关于护士在临床护理中处理精神问题的情况,至少已经有了初步的研究,我将对其中的若干研究加以评论。

**确认精神需求** 医疗机构联合认证委员会于 1998 年开始探讨采纳精神护理标准的可能性,而到 2000 年,采集精神历史就成为正式的要求。[⑤]

---

② 卡森,《护理实践的精神维度》(*Spiritual Dimensions of Nursing Practice*, St. Louis, MO:Saunders,1989 年)。

③ M. 克里顿(Colliton),《护理学的精神维度》,载《临床护理学》(第 4 版,New York:Macmillan,1981 年)。

④ J. 斯托伍德(Stallwood)等,《护理学的精神维度》,载《临床护理学》(第 3 版,New York:Macmillan,1975 年)。

⑤ K. 赖特(Wright),《护理学中的精神护理:职业的、伦理的与法律的含义》,载《护理学术杂志》(*Journal of Nursing Scholarship* 30,1998 年,第 81—83 页)。

尽管有了这一标准,但就我所知的情况而言,到底美国医院中的护士有多少在定期地采集精神历史,并且达到了医疗机构联合认证委员会所要求的质量和深度,占多大的比例,关于这些问题一直不存在系统的研究。根据一些护理专家的观点,注册护士只是偶尔地对病人进行精神评估或确认其精神需求。⑥

**提供精神护理**　就提供精神护理而言,在美国西南部一所大型的大学医院,299 名护士中有 71% 认为,她们曾在某个时候向病人主动提出、建议或提供过祈祷服务。⑦ 超过四分之一(29%)表明她们曾提供过精神辅导。几乎所有护士(96—98%)表明,如果病人明确要求精神支持或即将逝去,那么,她们会"主动提出、建议或提供"精神帮助。然而,在这项研究中,对于精神性的定义是宽泛的,包括把病人的手放在自己的手中,聆听,甚至在适当的时候笑一笑。就我了解的情况看,这是仅有的一项有关美国医院护士精神护理行为的研究。另外一项我能够找到的护理研究,距今已经快有15 年的历史。该研究发现,100% 的英国护士表明病人有精神需求,但 67% 的人说,病人的精神需求要么得不到很好的满足,要么根本没有得到任何满足;60% 的护士表达了接受更多精神护理教育的愿望。⑧

对于执业护理师(Nursing Professionals, NPs)的精神护理行为的了解,多于对医院护士的护理行为的了解。一项 2001 年开展的针对 102 名 NPs 的调查显示,57% 很少或从未提供精神护理,其解释是缺乏与精神护理相关的正式教育。当精神护理被提供时,所指的主要是私下为病人祈祷或是把病人转介给神职人员。⑨ 最近,2006 年的一份针对"圣经地带(北卡罗来纳州)"的 65 名 NPs 的调查显示,73% 没有例行地向病人提供精神护理,61% 只是罕见地或偶尔地"与病人谈及精神或/宗教话题,"而 92% 只是罕见地

---

⑥　A. 娜拉雁娜萨米(Narayanasamy),《从历史的角度学习护理的精神性》,载《今日护士教育》(*Nurse Education Today* 19 , 1999 年,第 386—95 页);E. J. 泰勒,《精神护理》(*Spiritual Care*, Prentice Hall, 2002 年)。

⑦　D. 格朗特(Grant),《精神干预:护士使用精神干预的方法、时机与原因》,载《整体主义的护理实践》(*Holistic Nursing Practice* 18 ,2004 年第 1 期,第 36—41 页)。

⑧　娜拉雁娜萨米,《满足病人的精神需求:护士的意识与教育准备》,载《今日护士教育》(13 ,1993 年,第 196—201 页)。

⑨　S. 斯特拉纳罕(Stranahan),《执业护士的精神感知、对待精神护理的态度与精神护理实践》,载《西部护理研究杂志》(*Western Journal of Nursing Research* 23 ,2001 年第 1 期,第 90—104 页)。

或偶尔地与病人一起祈祷。⑩ 同样,47％只是罕见地或偶尔地把病人转介给宗教领袖,71％只是罕见地或偶尔地把病人转介给医院特遣牧师。如果美国宗教色彩最为浓厚的地区尚且如此,那么,别的地方的 NPs 可能做的更少。

**护理教育**　在 1990 年的一项针对 176 名护士的研究中,研究人员报告说,尽管 97％的护士相信,合乎对待"完整的人"标准的护士护理包含精神护理,但有接近三分之二(65.9％)的人说,她们没有提供精神护理的充分准备。⑪ 在 1996 年的一项针对心理健康科的护士的研究中,76％表明她们在攻读护理课程时并没有接受关于精神性的教育。⑫ 更新的一些文章持续报告说,在使护士具备满足病人的精神需求的能力方面,护理教育做得非常欠缺,令人惋惜和痛心,因而许多护士感觉对此无从措手。⑬

然而,最近的一项研究表明,情况正在改善。莱莫调查了从美国 250 个护理专业的学士学位项目中随机选取的 132 个。⑭ 其调查的焦点是这些项目是否在其课程设置中包含了精神性。然而,这些研究的结果很可能呈现了一幅"最优场景(best-case scenario)",因为 39％对这一调查做出回应的项目都是由宗教机构主持的项目,而没有关注精神性的护理学院则不太可能回寄调查问卷。无论如何,97％的项目表示他们在课程设置中包含了精神性,71％表示他们项目的宗旨中包含了精神维度。在一个从 1 分(坚决不同意)到 5 分(坚决同意)的量表上,"精神护理是护士护理的一个至关重要的部分"这一说法得到了 4.2 分的平均分。就内容而言,精神需求的评估得到了 2.9 分的平均分(1 = 根本不讲授;2 = 简单涉及;3 = 一般性地涉及;4 = 深度涉及)。就使用正式的精神评估工具的情况而言,平均的评分

141

---

⑩　哈贝尔等,《北卡州联邦规定的小城市地区执业护理师的精神护理实践》,载《美国执业护理师学院学报》(*Journal of the American Academy of Nurse Practioners* 18,2006 年第 8 期,第 379—85 页)。

⑪　C. 派尔斯(Piles),《精神护理的提供》,载《护士教育者》(*Nurse Educator* 16,1990 年,第 1 期,第 36—41 页)。

⑫　L. 普伦(Pullen)等,《心理健康护士的精神观念》,载《整体主义护理杂志》(*Journal of Holistic Nursing* 14,1996 年第 2 期,第 85—97 页)。

⑬　C. 莱莫(Lemmer),《护理的精神性维度教学:美国护理学士学位项目调查》,载《护理教育杂志》(*Journal of Nursing Education*,42,2002 年,第 482—90 页);J. 奥尔森(Olson)等,《加拿大本科护理教育与精神维度探讨》,载《加拿大护理研究杂志》(*Canadian Journal of Nursing Research* 35, 2003 年,第 94—107 页);泰勒,《我们从精神护理中学到了什么?》,载《基督教护理杂志》(*Journal of Christian Nursing* 22,2005 年,第 22—29 页)。

⑭　莱莫,《护理的精神性维度教学:美国护理学士学位项目调查》。

是 1.5 分。

三分之二的（65%）项目表示，他们在项目的前两年探讨精神因素，82% 表示他们把精神护理理念贯彻在整个课程设置之中（平均给这一话题分配了 7 个小时）。然而，对于如何定义精神性，存在着极大的差异（87%）；对于如何定义精神护理，差异也极大（94%）。

在加拿大，情况似乎同样严峻。在 2003 年的一项针对 29 所加拿大大学的护理学院（课程设置）的调查中，18 所学院做出了回应。[⑮] 其结果是，精神性在其课程目标中很少进行定义或被包含在内。

**遭受忽略的原因** 护士们为什么未能经常性地评估或解决精神问题，其理由可能有很多。不幸的是，什么样的障碍导致了这一现象，我们所知甚少，尽管这可能与内科医生所陈述的理由类似。我只找到了一项探讨护士如何解决这类问题的系统性研究。在该项于 1987 年完成的研究中，四分之三（76%）的肿瘤科护士表明，缺少时间是妨碍她们例行地进行精神评估的一个因素。[⑯] 根据以上引用的研究中护士的报告，在接受培训时没有给予足够的重视，是许多在 1970 年代、1980 年代、1990 年代接受培训的护士未能例行性地询问精神问题的另外一个重要的原因。

## 护士们应当做什么？

为了把精神性纳入护士护理中去，护士可以做些什么？这里提供若干实践性的建议。如我在前面指出的那样，护理主管们已经撰写了更多、更为完善的文本，这些文本考查了如何在护理诊断中应对精神抑郁，如何制定适宜于护士进行精神护理的方案，如何向病人提供富有同情心的、细致的道德和伦理护理等问题。我的建议（不少与本书的其他部分有所重复）如下：

**采集精神历史** 在对每一个新的病人评估时，不论是否涉及批准病人住院进行内科或精神病科检查，入住疗养院或康复机构，还是作为家庭护理的一部分去看望一个因病困在家中的病人，始终要采集病人的精神历史（除非已经由医生或特遣牧师做了采集，并被记录下来）。这是把精神性纳入病人护理之中的一个不可避免的方面。这是医疗机构联合认证委员会的

142

⑮ 奥尔森等，《加拿大本科护理教育与精神维度探讨》。

⑯ K. 索迪斯特罗姆（Sodestrom）等，《病人的精神应对策略：护士与病人观点研究》，载《肿瘤护理论坛》（*Oncology Nursing Forum* 14，1987 年第 2 期，第 41—46 页）。

要求,而且,如果精神问题对于病人很重要的话,采集其精神历史就打开了
一个与病人就精神问题进行对话的渠道。采集精神历史将向病人传递这样
的信息:他或她可以与护士就这一话题交谈。要简明扼要,不要过于具体,
并且要记住:采集的目的只是为了收集信息,不是进行干预。本书所推荐的
任何精神历史的样本都以此为目标。其目的是为了搜集病人的那些可能与
对他或她的治疗和护理相关的精神信仰的信息。其次,把这些信息记录在
病历中特定的区域。

**支持病人的信仰**　支持并对病人的宗教信仰表示尊重。需要明白,那
些信仰通常都满足了某个目的,病人应对疾病的能力可能依赖于病人的信
仰。如果护士感觉病人的宗教信仰是不健康的,可能与护理相冲突,那么,
护士应当与特遣牧师交谈,并探讨引入病人的神职人员的可能性。护士不
应当试图改变或质疑那些宗教信仰。需要重申的是,在有疑问的情况下,特
遣牧师的作用是无可替代的。

**与病人一起祈祷**　如果病人渴望并提出请求(而护士也不反对),那
么,我认为与病人一起祈祷是可以被允许的。但是,到底该如何着手,应当
具备什么样的条件,护士应当遵从前几章给出的建议,以减少有胁迫病人之
嫌疑的可能性。

**提供精神护理**　我在这里要表达的意思是,不论你和病人一起做什么,
你对病人做什么,你为病人做什么,一定要以一种善意的、温和的、细心的、
设身处地的方式去做。把每一个病人当作上帝特定的化身来对待。在基督
教传统中,我最熟悉的上帝的化身是《最后的晚餐》中耶稣为他的弟子们洗
脚的样子。他做得如此地仔细,如此地有爱意,向弟子们展示了相互服务的
重要性。我们也应当这样,以善心和爱意来对待病人,向病人本人以及他或
她的独特性表示尊重。我所谓的独特性的意思是,每一个病人都不同于任
何其他病人,因而拥有不同的需求、希望和梦想。把每一个病人都当作一个
独一无二的人,一个举足轻重的人,一个与你息息相关的人——这也许正是精
神护理的灵魂。不必非得提及上帝、耶稣、摩西、穆罕默德或佛,除非病人想
这样做。要知道,这是对"精神护理"的一种极为广义的界定(我在第 1 章
中已经对定义的问题有所评论),但我没有把握的是,护士们是否具备足够
的素质从而走得更远。当然,观念的差异是存在的,读者诸君可以去了其他
解护理著作关于"精神护理"的论述。

**转诊教牧关怀**　如果病人许可的话,护士应当把采集精神历史过程中
出现的所有问题转诊于教牧关怀的专业人士。他们是训练有素的、提供最

正式意义上的精神护理的专业人士,因此,任何情况下,只有能够得到他们的指点,务必予以足够的尊重。要充分利用特遣牧师的素养、经验和技能。护士应当去结识医院的特遣牧师,以便在工作中遇到(与病人相关的或个人的)情感或精神问题时可以与特遣牧师进行交流,从而感觉舒适一些。

　　**护士与特遣牧师是天然的同盟,在满足病人的精神需求这一点上不应当相互竞争**　护士依赖特遣牧师来处理她们没有时间或没有接受过训练因而解决不了的精神需求,而特遣牧师的许多转诊则依赖护士来提供。我们发现,49% 的医生没有向病人转介任何的特遣牧师服务,只有 5% 的医生在过去的 6 个月中做了 10 次或以上的转诊;相比之下,只有 14% 的护士没有做过转诊,47% 的护士做过 10 次或以上的转诊。[17] 同样地,更近一些的一项针对纽约斯隆·凯特琳纪念医院的护士、社工和医生的调查发现,特遣牧师所接受的转诊82% 来自于护士,12% 来自于社工,4% 来自于医生。[18]

## 总结与结论

　　没有哪一个医疗专业人士比护士跟病人待在一起的时间更长,而且护士与每一个病人都要相处一段时间。直到最近,护理一直是有宗教信仰的妇女专擅的领地。几乎护士与病人一起做的、对病人做的、为病人做的每一件事情,都可以以一种精神性的方式来完成;然而,护士所做的某些事情则必须具有显而易见的精神成分。这包括采集病人的精神历史,特别是医生或特遣牧师尚未这样去做,也没有进行记录(大多数情况下都未做到这一点)的时候。这还包括支持病人的宗教信仰;若病人提出要求,与病人一起祈祷;把任何需要满足的精神需求转介给教牧关怀专家。护士在就读护理学院的时候应当接受培训,以便在与病人就精神需求进行交流时感觉自在,并学会应对随时产生的精神需求。这种培训应当建立在护士们对于该专业现实状况所进行的研究的基础上,并以一种一目了然的方式贯穿在护理学课程设置之中。

---

[17]　科尼格等,《医生、护士、病人及其家人的宗教观点:一些有趣的差异》,载《教牧关怀杂志》(45,1991 年,第 254—67 页)。

[18]　弗兰内里等,《纽约市斯隆—凯特林纪念医院癌症中心特遣牧师专业活动研究》,载《心理—肿瘤学》(*Psycho-Oncology* 12,2003 年第 8 期,第 760—68 页)。

# 第9章

# 社会工作中的精神性

因为精神与宗教的问题和病人的心理状态与社会环境有关系,所以社工可以被邀请来确认病人的宗教与精神的资源,并确保病人在被从医院转回社区或从社区转到医院的过程中,其精神需求能够得到满足。现在,已有若干对这一话题感兴趣的社会工作兴趣团体和独立的联合会,其中包括北美社会工作基督教教徒联合会、①精神性与社会工作协会、②加拿大精神性与社会工作协会、③美国天主教大学精神性与完备的社会工作中心④。甚至还有一份《社会工作中的宗教与精神性杂志》,专门发布有关社会工作中关于精神问题的研究和探讨。另外,针对这一话题,社会工作者至少出版了两本编辑的书和一本撰写的书。⑤ 尽管对于这一话题的兴趣在持续增长,但是,关于如何解决精神问题,大多数社会工作专业的硕士学位必修课程都语焉不详。⑥

① 北美社会工作基督教教徒联合会,参见其网站:http://www.nacsw.org。

② 精神性与社会工作协会,参加其网站:http://ssw.asu.edu/spirituality/sssw。

③ 加拿大精神性与社会工作协会,参见其网站:http://people.stu/ca/~jcoates/cnssw/。

④ 美国天主教大学精神性与完备的社会工作中心,参见其网站:http://csisw.cua.edu。

⑤ E.R. 勘达(Canda)编,《社会工作中的精神性:新方向》(*Spirituality in Social Work*, Binghamton, New York: Haworth Pastoral Press,1998年);D.S. 柏克瓦(Becvar),《家庭、精神性与社会工作》(*The Family*, *Spirituality and Social Work*, Binghamton, New York: Haworth Pastoral Press,1998年);勘达等,《社会工作实践中的精神多样性》(*The Spiritual Diversity in Social Work Practice: The Heart of Helping*, New York: Free Press,1999年)。

⑥ P.A. 吉利根(Gilligan)等,《宗教、信仰与实践教学:社会工作教育中文化能力的缺失成分》,载《健康与社会工作实践教学杂志》(*Journal of Practice Teaching in Health and Social Work* 5,2003年第1期,第75—95页);L.D. 弗曼(Furman)等,《社会工作教育中的宗教与精神性以及千禧年的直接实践:英国社工调查》,载《英国社会工作杂志》(*British Journal of Social Work* 34,2004年第6期,第767—92页)。

## 社会工作研究

　　系统的研究提供了与评估和解决精神问题相关的社工的态度与活动。一项针对美国东南部 221 名社工的研究揭示,以宗教为基础的干预被超过 50% 的回应者认为是适当的,同样比例的回应者也运用了这一发现。较高的个人精神性也预示着积极的态度和对于这种方法的运用。[⑦] 一项针对 299 名老年病学社工的调查发现,大部分回应者支持把宗教与精神性作为多样性和整体性评估的一部分纳入教育与实践之中。[⑧] 然而,接近 70% 的人报告说,在他们的社会工作教育中,很少有或根本没有精神问题方面的准备,而少于 25% 的人认为,他们对所接受的相关准备感到满意。

　　谢立丹调查了 204 名随机选取的有资质的社工,发现在社会工作评价和干预中,对于宗教和精神性的关注达到了相当高的程度。[⑨] 超过三分之二的抽样人数表明,他们曾经利用过得自于精神研究的 14 种不同技巧中的一种。然而,需要重申的是,实践者自己的个人信仰和参与宗教或精神活动的程度,预示着利用精神技巧的可能性。霍奇描述了一种社工在精神评估中使用的名为“精神生活地图”的工具。他暗示说,这一工具使得从采集精神历史到筹划干预的过渡变得更为容易,并且他的文章也使用了若干个实例来证明这一工具的用途。[⑩]

148　　可以说,许多社工对精神问题倾注了相当多的注意力,尽管在社会工作教育中,对于为什么、如何、何时评估和解决精神问题的培训往往缺失也是一个事实。而在医生和护士那里,决定是否解决这个问题的,是实践者个人的虔诚程度和精神性。需要重申的是,医疗专业人士在这个领域中的活动应当取决于所接受的培训、这个问题对于病人的重要性、与健康及支持的关系,而不是实践者个人的信仰。

---

⑦　C. 斯图尔特(Stewart)等,《与社会工作实践者运用宗教性的干预实践相关的个人的虔诚程度与精神性》,载《社会工作中的宗教与精神性杂志》(*Journal of Religion & Spirituality in Social Work* 25, 2006 年第 1 期,第 69—85 页)。

⑧　V. 默多克(Murdock),《伦理的导引:老年学社会工作实践中的宗教与精神性》,载《老年学社会工作杂志》(*Journal of Gerontological Social Work* 45, 2005 年第 1/2 期,第 131—54 页)。

⑨　M. J. 谢立丹(Sheridan),《社会工作实践中使用精神干预的预兆因素:对社会工作实践者的调查》,载《社会工作中的宗教与精神性杂志》(23, 2004 年第 4 期,第 5—25 页)。

⑩　D. R. 霍奇(Hoge),《精神生活地图:以客户为中心的图式评估、规划与干预工具》,载《社会工作》(50, 2005 年第 1 期,第 77—87 页)。

## 社工应当做什么

社工的最终目的是通过提供为人们辅导、建议和指导，通过提升人们利用资源的能力，而提升人们的生活。医学社工携手病人及其家人，筹划病人从医院返回到社区，或是到一个安全的独立的生活环境，或是一个长期监护的康复机构的转移。医学社工是医院与社区之间的主要联络人。社区的社工扮演了一个类似的角色，尽管其重点有时候方向正好相反——帮助病人从社区转移到医院或长期监护的环境中去。社区社工经常目睹个体因为某些种类的社会问题而备受折磨，如居住条件差，失业，贫穷，得了重病（身体的和心理的），残疾，吸毒。他们也关注有严重的内部冲突的家庭，如孩子或成人受到了某种程度的虐待。

因此，社工尽力在社区内寻找资源，以帮助支持普通人民，并使他们要么能够独立在社区内生活，要么找到另外一个安稳的生活环境。他们也向个人和家庭提供大量的咨询，特别是当人民处在其生活的低谷的时候。社工所处的位置较为理想，当批准病人出院或把病人从社区转往另外一个社区环境或机构时，社工正好可以筛查和解决这期间可能出现的问题。这类转移总是令人感到忧心忡忡，因此，宗教信仰就发挥着极为重要的作用，能够帮助病人应对这类变化，并提供来自社区的支持，使得这类转移得以成功。

医学社工应当熟悉病人的宗教背景和经验。这一信息可以从医生、护士或特遣牧师所采集的病人的精神历史中搜集，并用直接得自于病人的信息加以补充。当然，如果病人的精神历史尚未被采集和记录，那么，社工就应当是做这件事情的那个人。在病人出院的时候，可能很需要有一份简略的精神历史（可能只是一个简单的问题，例如"住院期间，你的精神需求得到满足了吗，你感到满意吗？你还有什么问题需要帮忙的吗？"）掌握这些信息之后，社工可以判断是否还有在病人出院时尚未得到满足的精神问题，可以帮助制定计划，以便在病人出院回到社区后加以满足。

社工应当与特遣牧师密切配合，制定出出院后的精神护理计划，然后再根据可支配的时间来决定，由社工或特遣牧师其中的一个人（在征得病人明确的同意、并加以记录之后）负责通过联系病人所在社区的神职人员实施这一计划。出院后的精神护理计划可以包括安排信仰社群的成员给病人送饭，或安排信仰社群的志愿者为病人布置家居环境，确保家居环境的安全

149

150

（楼梯增加扶手，检查马桶是否合用，在淋浴室摆放椅子和扶杆，等等）。这可能需要信仰社群成员与来自医院的一名职业治疗师（occupational therapist）协作完成。

　　如果病人或其家人仍有精神需求尚未得到满足，那么，医学社工可以安排病人的神职人员或信仰社群之内或之外其他受过培训的个人，为病人或其家人提供辅导或支持。精神需求可以包括因丧失独立能力或是所爱之人的去世而感受到的难以排解的悲痛，因为向上帝祈祷未得到回应所产生的愤怒以及由此而来的精神折磨，对死后可能发生的事情的恐惧，渴望得到指引从而明白如何深化自己的宗教信仰并改善与上帝的关系。对于被困在家中的病人，或是转移到疗养院的病人，精神护理计划可能包括安排来自信仰社群的人来探望，与病人一起祈祷或是给病人读经文，主持像感恩祭之类的圣礼，或是帮助病人做其他对病人极为重要的宗教仪式（也许还要安排车辆去参加礼拜仪式，获得食物，从而按照宗教传统的规定来制定食谱，等等）。

　　社区社工可能会发挥类似的作用，尽管他们往往不太可能随时向特遣牧师咨询。无奈之下，社工可能想与社区内的特遣牧师或训练有素的教牧辅导师建立联系，让他们帮忙制定计划来满足病人在社区内或新的机构中的精神需求。如果病人的宗教或精神信仰不同于社工的宗教信仰，或者教牧护理专家难以找到，那么，就有必要（在征得病人的同意之后）与病人的神职人员直接联系，从而制定护理计划。

　　宗教信仰非常重要，对于那些被社会问题困扰的人来说，宗教信仰可能一直是其力量的源泉，而且这种力量可以持续很多年。帮助提供这些人所必需的精神资源，使得他们在遇到困境的时候加以充分利用，是一种强有力的帮助他们在危机时刻更迅速地适应环境的方式。然而，如本书之前所指出的那样，精神评估和干预始终应当是以病人为中心的，因此不应当有任何胁迫的嫌疑，不应当干扰病人自由和独立的选择——这一选择可能涉及也可能不涉及精神性或宗教。如本书之前指出的那样，如果一个病人没有宗教信仰，那么，则必须加以特别的小心，从而避免胁迫病人或引发由此而来的负罪感。由于社工可能是作为州或医院系统的一个代理人出现的，这一点尤其需要注意。

## 总结与结论

　　医学和社区社工帮助病人和病人家庭从一个生活环境转移到另外一个

生活环境,通过提供辅导和落实资源而使这一过渡变得容易一些。与这些转移相关的是病人及其家人的宗教/精神信仰以及他们所属的信仰社群。作为整体主义的、以病人为中心的护理,越来越多的社工有兴趣确认病人及其家人的精神需求,确保这些需求在过渡的过程中得到满足。医学社工处在理想的位置,有利于确保在病人住院期间得到确认的精神需求,在病人出院回到社区之后能够继续得到解决。这通常是通过与特遣牧师密切合作, 152 在病人的宗教社群之内或之外寻找资源以满足病人的需求而完成,尽管这要取决于病人的选择。社区的社工扮演着同样的但更具多面手色彩的角色,这包括确认病人的精神需求,确认在教牧关怀专家难以找到的环境中存在的精神资源。

　　在医院环境中,医学社工不应当重复医生、护士或特遣牧师在确认病人的精神需求方面的工作,尽管如果精神历史尚未被采集的话,社工还不得不采集并记录一份精神历史,并在病人出院时简单随访,以便确保在病人在住院期间其精神需求已得到了满足。然而,因为大多数社工没有接受解决精神问题的训练,只有这种进行这一选择的可能性,任何具有深度的精神咨询都应该留给教牧护理专家。 153

# 第10章

# 康复中的精神性

理疗师和职业治疗师接待的病人是正在从事故、肢体伤害、严重的内科或外科疾病中康复的患者。他们也接待得了慢性病,但正在尽力恢复其自理能力和身体机能,或至少使之最大化的病人。许多这类病人可能也需要依赖宗教的或精神的信仰来应对恢复过程中出现的抑郁,而且有证据证明,宗教信仰可能是帮助病人保持信心且不放弃的重要因素之一。因此,也就不令人奇怪的是,许多理疗师和职业治疗师都在探讨解决病人的精神需求的作用。

目前已有数个关注这一问题的基督教和非基督教的联合会。就基督教联合会而言,已有基督教理疗师国际①和国际基督职业治疗师联合会。② 在美国职业疗法联合会(AOTA)内,有许多被委派的多元文化的、网络化团体,其中包括驻美亚太职业治疗师联合会、土著美洲人信仰疗法术士网络、正统犹太教职业疗法核心小组。③ 尽管我不能列举出其他也关注病人和从业者的精神需求的物理疗法和职业疗法团体,但很可能其他团体也是存在的。

若想要弄明白这些基督教组织在做什么,浏览其网站可以得到大致的情况。基督教理疗师国际致力于"从精神上和专业上鼓励、支持和巩固你;帮助你通过你的信仰对你的职业产生影响;也帮助你满足你的同事和病人的精神需求"。国际基督职业治疗师联合会的目的与此类似,④包括"通过我们这一职业卓越的、神圣的技能而颂扬上帝。本组织倡导以广博的心态来对待精神性的种种因素,融会贯通,使之凝练为一种全面透彻的对待健康

---

① 基督教理疗师国际,参见其网站:http://www.cpti.org。

② 国际基督职业治疗师联合会,参见其网站:http://www.otforchrist.org。

③ 参见 AOTA 网站 http://www.aota.org。

④ 参见其网站:http://www.cpti.org。

的方法,一种基于证据的、最好的职业疗法手段,一种面向本地和国际的、提供给未曾得到应有待遇的人群的服务;本组织还支持会员的信仰,而且这种支持贯穿在他们实践基督教职业疗法的全过程之中。"

　　AOTA 所属的各个网络团体都有其独特的针对文化或精神问题的宗旨。驻美亚太职业理疗师联合会宣称,其宗旨是"为那些致力于支持亚太信仰疗法的人,那些致力于增进对影响职业疗法实践有影响的亚太文化问题之理解的人,创造一种手段。"土著美洲人信仰疗法术士网络(NNAP)则说,它致力于"为目前正在接待或有兴趣接待土著美洲人的那些职业治疗师增加资源。NNAP 促进聘用和留住土著美洲人,使之加入职业疗法的领域;促进材料的研发,从而使本专业以及 AOTA 其他成员单位对土著美洲人问题有更多了解"。

155

　　正统犹太教职业疗法核心小组在对待宗教问题方面显得更为明确,它致力于

> 为加入犹太教职业疗法的个人、专业人士以及学生提供一个平台……联络我们的专业组织,在安排和筹划大会、研讨会或其他有利于专业发展的机会时,帮助各组织满足我们会员的宗教需求……为我们的会员和其他职业治疗师提供一个平台,探讨与我们这一专业及我们的宗教相关的问题,……并帮助我们的会员处理在(犹太教)安息日和犹太教饮食规定方面出现的冲突以及类似的宗教问题。

　　由此可见,这些团体中的每一个看起来都支持治疗师本身的文化的、宗教的和精神的成长,并/或满足临床实践中出现的病人的精神需求问题。

## 康复研究

　　从系统性的研究中,我们对康复专家对于将精神性纳入病人护理之中的兴趣和活动已有些什么样的了解? 当病人体验到身体机能的丧失时,理疗师和职业治疗师能帮助他们重新拥有某种有意义的日常活动。因为宗教或精神活动似乎能够帮助有内科疾病的病人应对疾病,给予其生活以某种目的和意义,若干研究考查了理疗师和职业治疗师对待解决这类问题的态度。

　　在一项针对 136 名在密歇根州的诊所工作,与安德鲁大学物理疗法系有联系的理疗师的研究中,96% 同意精神性是良好健康的一个重要的组成

156

部分,尽管只有44%表明他们应当解决病人的精神忧虑,超过50%从未与病人探讨与精神性相关的问题。⑤ 另外一项近期的研究提供了关于理疗师对待在其培训中纳入精神性的态度的信息。这一研究从美国101个物理疗法教育项目中随机抽取了166名教职员。⑥ 接近一半(49%)表示他们的物理疗法项目包括了精神性概念,56%说他们相信精神性概念应当被包含在其物理疗法教育之中。总体的意见是,精神性应当贯穿整个物理疗法的课程设置,而不是仅仅开设若干专门的课程。

至于职业疗法,早在1991年,加拿大职业疗法联合会与该国的国家卫生与福利部制定了在职业疗法中解决精神问题的指南,从最初的评估到出院计划各个环节都有指导性建议。⑦ 他们提出的指南依据这样一个事实,即对许多病人来说,精神性是其意义的根基。在1990年代,在加拿大和美国的研究都表明,大约一半的职业治疗师相信,在临床实践中解决精神性问题是合适的,而另外的一部分(大部分在美国)则感觉,这一领域应当留给神职人员,因为职业治疗师没有接受过足够的解决精神问题的训练。⑧

更近一些时候,法勒调查了200名加拿大的和210名美国的职业治疗师,考查了他们关于临床实践中的精神性和宗教问题的态度和做法。⑨ 抽样是随机从两国国家职业疗法联合会的会员中选取的,结果只有低于40%的被调查者做出了回应。接近90%的回应者表示,精神性是一个适宜于职业治疗师们关心的问题,其中58%已经将精神性纳入了他们的实践中("精神性"的定义是宽泛的)。大约一半(在加拿大为59%,在美国为46%)的治疗师评估了病人的宗教从属关系,并且大部分情况下,这一评估被用于安排治疗(在加拿大为81%,在美国为86%),或是为了动员来自病人信仰社

⑤ E. 奥克利(Oakley)等,《理疗师对精神性与病人护理的认识:信仰、实践以及所感受到的障碍》,载《美国物理疗法联合会杂志》(Journal of Physical Therapy Association,2004年6月30日—7月3日),参见网站:http://www.apta.org。

⑥ J. C. 匹兹(Pitts),《物理疗法教师对在物理疗法教育中纳入精神性的认识》,安德鲁大学博士论文,2005年,第180页。

⑦ 加拿大职业疗法联合会,《以客户为中心的职业疗法实践规章》,1991年第3页。

⑧ J. 布莱恩(Blain)等,《以客户为中心的职业疗法实践规章:影响研究的结果》,载《加拿大职业疗法杂志》(Canadian Journal of Occupational Therapy 60,1993年第5期,第271—85页);D. 恩奎斯特(Enquist)等,《职业治疗师关于精神性与疗法的信念及实践》,载《美国职业疗法杂志》(American Journal of Occupational Therapy 51,1997年第3期,第173—80页)。

⑨ J. E. 法勒(Farrar),《在职业治疗实践中应对精神性与宗教性的生活》,载《物理与职业疗法与老年医学》(Physical & Occupational Therapy in Geriatrics 18,2001年第4期,第65—85页)。

群的社会支持(两国都为 11%)。

因此可以说,这一研究中大多数治疗师一致认为,解决宗教或精神问题在他们的工作范围内是合适的。然而,职业治疗师们关心的是如何解决精神问题而不同时迫使病人迁就自己的宗教信仰,因而强调以坚持"以病人为中心"这个原则来开展这一领域的任何活动的必要性。有趣的是,只有6%的两国回应者表示时间是解决宗教或精神问题的一个障碍。总的来说,美国的职业治疗师对待解决宗教或精神问题的态度肯定的成分略微差一些,低于其加拿大同行,尽管两者的差异并不大。

在法勒的研究中,治疗师用具体的例子说明了他们是如何在工作中容纳病人的精神性的。对待有宗教信仰的病人,一些职业治疗师用《圣经》来做翻页练习,锻炼其手指的灵活性;另外一些则把阅读宗教文献作为一种减轻压力的方法推荐给病人。另外一项针对 206 名职业治疗师的研究表明,在解决病人的精神需求时使用最为频繁的三种方法是:(1)为病人祈祷,(2)运用精神性语言或概念,(3)探讨病人的宗教信仰发生作用的方式。[10]罗森菲尔德强调了精神性在"意义—创造"中的作用,并描述了 11 种为满足残疾病人的特定需求而加以改变的祈祷活动。[11]

158

## 治疗师们应当做什么?

在以上所援引的许多研究中,在治疗师"解决"精神问题和通过采集精神历史而"筛查"寻找精神问题之间并没有做出区分。我认为这是一个极为重要的区别。大多数理疗师和职业治疗师都没有接受过"解决"精神问题或将精神治疗方案纳入其临床实践的培训,因此,就有充足的理由担心这一活动是否在他们擅长的范围之内,特别是当专业的特遣牧师或教牧辅导师很容易被找来解决这些问题的时候。然而,采集精神历史,以便确认精神需求/资源,更好地理解这些因素在病人应对疾病能力、恢复的动力以及在残疾难以摆脱的情况下生活的意义等问题中所发挥的作用,却是颇为合适的,也是所有康复专家都可以做成的。然而,就我所知,没有专门为理疗师

---

[10]　E. 泰勒(Taylor)等,《职业治疗师在实践中对精神性的态度》,载《美国职业疗法杂志》(54,2000 年第 4 期,第 421—28 页)。

[11]　M.S. 罗森菲尔德(Rosenfeld),《供职业疗法实践选择的精神性实施模板》,载《职业疗法实践》(2000 年 1 月 17 日)。

和职业治疗师制作的工具让他们知道该问些什么样的问题。在治疗师们研制出这类适合于他们接待病人时所做工作的工具之前,本书所描述的任何简短的精神历史都可以加以利用。

对待那些宗教或精神信仰对他们至关重要的病人来说,支持这些信仰,如果病人请求,或许还可以和病人一起祈祷(在前文所描述的情况下,并严格遵守指导原则),可能是治疗师运用这一信息的方式。更为重要的是,与教牧护理专家携手工作,解决探讨过程中出现的问题,是极有必要的,特别是当有教牧关怀可以运用而病人也表示愿意的时候。即便是病人在宗教或精神问题上请求得到康复专家的帮助,治疗师最为明智的做法很可能还是去寻求特遣牧师的指导,请教该如何着手。

159

## 总结与结论

因为宗教或精神信仰对于许多康复环境下的病人都是重要的,而且这些信仰经常被用来应对残疾,为疾病创造意义,所以,这是一个与病人的心理和社交功能相关的领域,治疗师们对此忽略不得。一些全国性或国际性的理疗师和治疗师协会致力于帮助其会员在临床实践中解决宗教或精神问题,并/或支持其会员自身的宗教或精神需求,并把他们介绍给有相似兴趣的人。尽管这一庞大的、占多数的治疗师群体感觉精神性与病人的护理相关,却只有大约一半的人认为解决宗教/精神问题是合适的,因而应当是他们临床工作的一部分。我的意见是,康复治疗师在这一领域的主要作用在于采集精神历史(或从病历中获得相关信息),理解这些因素与病人的康复如何联系在一起,以及支持能够给病人带来慰藉和意义的宗教或精神信仰。对于那些没有接受过教牧关怀培训的治疗师,我奉劝他们放弃解决病人的精神需求的尝试,但我建议他们可以与教牧关怀专家携手工作,而且始终尊重病人的选择,永远也不要硬来。

160

# 第 11 章

# 心理健康护理中的精神性

　　本章为心理健康专业人士提供了一个有关把精神性纳入病人护理之中的问题的简要回顾。要了解对于这一主题所进行的更为透彻的探讨，尽可另请高明，去拜读专门为精神病学家、①心理学家②和教牧辅导师③所写的其他出版物。这些著述还从多宗教的视角来探讨精神性，汇集各个重要的宗教传统之长，为心理健康护理提供了深刻的洞见。本章只是在一般意义上探讨宗教与精神性，而且，大致是从一个西方宗教的视角上来看待问题。

　　精神病学家、心理学家、精神病学社工、精神病科护士和心理健康辅导师向那些罹患情感和心理紊乱之疾，因而其社交和职业功能难以为继，生活质量大打折扣的病人提供护理。就心理健康课程而言，超过一个世纪以来，健康护理与宗教之间的鸿沟达到了最深、最宽的程度。宗教很久以来被心理健康专业人士认为是神经质的，而且对良好的心理健康有害。④ 这种认识可能已经影响了他们自身的个人信仰，⑤也影响了他们给予病人的宗教

① 科尼格，《宗教与心理健康手册》（*Handbook of Religion and Mental Health*，圣地亚哥，学术出版社，1998 年）。

② E. P. 沙夫朗思科（Shafranske），《宗教与临床心理学》（*Religion and Clinical Psychology*，华盛顿：美国心理学协会，1996）；P. S. 理查兹（Richards）等，《心理疗法与宗教多样性手册》（*Handbook of Psychotherapy and Religious Diversity*，华盛顿：美国心理学协会，2000 年）

③ R. J. 威克斯（Wicks）等，《临床教牧护理手册》（*Clinical Handbook of Pastoral Care*，New York：Paulist Press，2003 年）。

④ 弗洛依德，《幻觉的未来》；艾里斯，《心理疗法与无神论的价值观念》，载《咨询与临床心理学杂志》（*Journal of Consulting and Clinical Psychology* 48，1980 年，第 635—39 页）。

⑤ A. E. 伯金（Bergin）等，《虔诚与心理疗法治疗师》，载《心理疗法》（27，1990 年，第 3—7 页）。

或精神活动的重视程度。⑥ 如果你再考虑到心理健康专业人士所面临的与宗教专业人士的竞争,那么,你就有充足的理由感到茫然不知所措。竞争是显而易见的,可从如下事实上看出来:社区神职人员所提供的个人的和婚姻的咨询的范围,几乎和美国心理学联合会全部会员所提供的咨询一样广泛,⑦而且他们咨询的病人所罹患的心理障碍的种类,与心理健康专业人士所遭遇到并无二致。⑧ 尽管如此,这些专业人士之间的壁垒开始坍塌,而这是颇为令人感到振奋的。

## 宗教与心理健康研究

尽管非常虔诚却又遭受严重的或慢性的情志问题的人为数的确不少,但是,针对医学意义上的病人和生活在社区的成人所进行的系统调查表明,更为虔诚的人往往有更好的而非更差的心理健康状况。他们应对疾病的能力更好,较少感到抑郁,能够更快地摆脱抑郁,往往感受到的焦虑较少,而且依赖酒精和药物的比例较低。⑨ 随机选取的临床试验证明,相比于世俗疗法或标准护理,以宗教为基础的心理疗法加快了有宗教信仰的病人从抑郁、丧亲之痛、泛焦虑症中恢复的速度。⑩ 还有证据表明,有严重的顽固性心理病症,但更多参加宗教活动的人,能够更好地应对疾病,病情恶化需要紧急住院诊治的次数也较少。⑪

可以说,宗教信仰和活动往往是有价值的资源,可以帮助病人应对艰难的处境,也可以被心理健康专家用来帮助加快康复或保持远离情绪病和心理病。经验丰富的精神病学护理和咨询,再加上病人已经拥有的宗教资源,往往能够取得最佳的心理健康结果。如果仅仅运用其中的一种方法而排斥另外一种方法,则只会增加病人所遭受的折磨。对于许多因有医学疾病或其他生活中的紧张性刺激而表现出轻微的抑郁或焦虑症状的病人来说,宗

---

⑥ 科尼格等,《医生、护士、病人及其家人的宗教观点:一些有趣的差异》,载《教牧关怀杂志》。

⑦ A. J. 韦弗,《曾有过培养支持教区神职人员成为社区心理健康一线工作人员的失败吗?》,载《教牧关怀杂志》(49,1995 年,第 129—49 页);科尼格,《信仰与心理健康》(*Faith and Mental Health*,邓普顿基金会出版社,2005 年,第 173—74 页)。

⑧ 拉森等,《医师与牧师:二者结合的必要性》,载《医院和社区精神病学》(39,1988 年,第 1064—69 页)

⑨ 科尼格,《信仰与心理健康》(第 43—112 页)。

⑩ 同上书,第 145—48 页。

⑪ 同上书,第 113—32 页。

教信仰、实践和来自信仰社群的支持足以帮助他们成功地适应艰难的处境。对于患有严重的个人或家族遗传情绪病的病人,还有那些尽管得到了宗教性的支持但仍未有改善的病人来说,经验丰富的精神病学护理通常是必不可少的。

## 治疗精神病人时的问题

内科病人和精神病科的病人有着重大的差异,而这使得在临床实践上解决精神问题变得更为困难。也许最为重要的差异是心理健康专家所接待的病人心理的脆弱性;另外一个差异则是,与患有精神疾病的病人打交道时,边界问题更为重要,要比与有单纯的环境性问题或医学问题的病人打交道复杂。至于患有神经性疾病或精神错乱的病人,其宗教信仰可能是扭曲的,或以极为复杂的方式与精神病学的症状纠结在一起。

在美国,我们知道,患有精神分裂症(schizophrenia)的病人中,25—39%在精神错乱时有过宗教错觉;患有狂躁与抑郁状态交替发作症状(bipolar disorders)的病人,这一比例则是15—22%。[12] 有一些证据表明,宗教错觉与更为严重的症状以及更糟糕的预后联系在一起。[13] 这与非神经错乱的宗教信仰与实践有着相当大的差异,如本书此前所指出的那样,后者通常预示着更好的结果,即使是患有精神分裂症的病人,需要入院诊治的比例也较低。然而,要把错觉与不是错觉的信仰区分开来,往往是一件极具挑战性的事情,需要每一个病人的神职人员的帮助。[14] 宗教信仰是否是错觉,是一个重要的临床问题,可能决定着是对病人的信仰予以支持,还是使用抗精神错乱的药物治疗。

内科病人与那些在心理健康环境下诊治的病人还有另外一个重要的区

---

⑫　科尼格,《精神分裂症与其他精神错乱症》,收录于《DSM—V 中的宗教与精神病》(*Religion and Psychiatric Disorders in DSM-V*,华盛顿:美国精神病学出版社,2008 年)。

⑬　R. 萨拉(Thara)等,《精神分裂症的结果:马德拉斯纵向研究》,载《澳大利亚与新西兰精神病学杂志》(30,1996 年,第 516—22 页);S. 多林(Doering)等,《精神分裂症与情感性精神分裂症复发与重新入院的前兆》,载《精神分裂症简报》(*Schizophrenia Bulletin*, 24,1998 年,第 87—87 页)。

⑭　D. 卢克夫(Lukoff),《带有精神错乱特征的神秘经验诊断》,载《超个人心理学》(*Transpersonal Psychology* 17,1985 年第 2 期,第 155—81 页);J. M. 皮埃尔(Pierre),《信念还是错觉:在宗教与精神错乱的交叉口上》,载《精神病学实践杂志》(*Journal of Psychiatric Practice* 7,2001 年第 3 期,第 163—72 页)。

别。在精神病科病人那里,宗教可能与他们与世界打交道的方式紧密地联系在一起,如果心理健康问题已经存在了很多年,而且在童年时代就已露出端倪的话(如慢性抑郁和人格障碍),就尤其是这样。对于上帝的认知可能被粗心大意的或有虐待倾向的父母所扭曲。宗教被与约束和惩罚联系在一起,而不是被与接受、爱、仁慈和自由联系在一起。有些精神病病人在原教旨主义的或近乎于狂热的宗教环境中可能会感觉更自在,因为针对复杂的道德和伦理问题,这类环境为他们提供了容易理解的、非黑即白的答案。这样的团体通常是由一个有威权的领袖率领,其成员则对领袖顶礼膜拜,而且依赖领袖替他们进行思考。

在心理治疗过程中,宗教也可能被病人用作一种防御手段,目的是避免在他们对待自己和他人的方式上做出改变,而这些改变尽管可能是令人感到恐惧的,但却是实现个人成长所必需的。宗教信仰也可能妨碍诸多重要的充满心理动力的洞见和透彻的领悟,而这些洞见与领悟本可以帮助病人摆脱适应不良的行为模式,导向更大的洞见,在人际交往中实现更为密切的友谊。一个有宗教信仰的人发现自己不能饶恕某人,于是有负罪感,于是乞灵于祈祷或忏悔,而不是寻求去寻求治疗,从而弄明白自己为什么过不去这一坎儿。当这一切都无济于事时,此人会感到沮丧。

由于精神病患者情绪和心理上更为脆弱,与心理健康治疗师待在一起的时间更长,两者之间形成的关系就更为密切,其程度超过了病人与其他医疗专业人士所可能形成的关系,这是因为找其他专业人士看的是身体方面的问题,待在一起的时间相对较少。其结果就是对治疗师的一种更为密切的"移情"反应,治疗师被当作仿佛是父母一样的人物,或儿童时代其他有影响力的人物。于是,治疗师就有了非同寻常的影响病人宗教信仰的力量(涉嫌胁迫病人的风险也随之增大)。或相反,病人或抗拒治疗师(被作为类似于家长的人物)的建议,并用宗教性的解释来进行掩饰这一抗拒性的行为。

由于以往的经历和宗教经验,治疗师有可能同样会对病人产生"反移情"反应,并体验到对于某些病人的排斥或厌恶,因为这些病人一再地做出糟糕的道德决定,或者拒绝遵守有信仰的治疗师的高尚的道德标准。[15] 反过来,没有宗教信仰的治疗师有可能对有宗教信仰的病人有同样消极的反

---

[15]　斯佩罗,《有宗教信仰的治疗师在治疗有宗教信仰的病人时的反移情》,载《美国心理疗法杂志》(35,1981年,第565—75页)。

应,而且把病人的信仰看成是神经质的或是错觉性的。

为了让治疗师帮助这类病人,与宗教相关的边界问题就显得更为重要。当治疗师试图在治疗方法中使用宗教或精神信仰/活动的时候,这一点就尤为清楚。脆弱的病人可能在把自己的宗教信仰和治疗师的宗教信仰区分开来这一点上有困难;反过来,宗教信仰过于强烈的治疗师有可能也有同样的困难。因此,宗教可能会与治疗关系令人绝望地纠缠在一起,而且导致争执或其他无助于治疗的互动。因而,心理健康专家就极有必要认识到,宗教可能以多种方式危及与病人所结成的治疗性同盟关系,因而必须保持清醒而坚定的边界意识,明白在解决精神问题时该掌握的分寸。假如心理健康专家没有接受过教牧辅导方面的培训,那么,他们就更当注意这一问题。 165

当心理健康专家在进行深度心理治疗(insight-oriented psychotherapy)的时候,尤其需要恪守关系边界。心理健康专业人士必须保持被严格界定的病人与治疗师之间的关系,只有这样,这种关系才可能成为一种工具。当一个心理健康的专业人士试图以一种鼓励个人友谊的方式来对待病人,或是以个人的名义与病人相处或介入病人的问题时,他或她就有跨越边界的危险。这类的过度介入存在一定的危险性,有可能影响心理健康专业人士的客观性,影响移情的发展方向,影响专业人士运用这一治疗性关系来帮助病人的能力。病人通常对此没有意识,因而经常跨越这些边界,如希望更多地了解治疗师,了解治疗师的家人,想知道他们住在什么地方,他们去哪里度假(如比尔·默里主演的通俗电影《天才也疯狂》)。

病人可能为了跟心理健康专业人士形成一种个人的关系而追问其个人信息,但其方式通常与他们跟其他人打交道的方式一样,都是适应不良的方式。而病人之所以被送来治疗,恰恰也正是由于这样的适应不良的对待他人的方式。因此,心理健康专业人士的责任就是维持治疗性的关系,强化与病人关系的边界,其方式则是不透露个人信息,不培育与病人的个人往来关系。如果所采用的治疗方法是纯粹支持性的(对病人提供情感支持)的话,那么,严守边界似乎不那么重要——当然,这在一定程度上仍是维持客观性所 166
必需的,特别是那些正在做出治疗决策的心理健康专业人士,尤其需要注意这一特点。

职业的教牧辅导师在如何处理与宗教相关的移情和反移情问题方面接受过专门培训,而且,为了更好地理解他们自己的宗教信仰如何影响他们的世界观,他们在世界上的各种关系,以及他们未来和病人所形成的各种关系,他们必须亲自体验这些疗法。职业的医保特遣牧师有可能也接受过有关的培训,对有严重的情绪或心理健康问题的病人的精神问题有所了解,但这类针对特遣牧师的培训并不具有普遍意义。

## 心理健康专家应当做什么?

以上这些忧虑诚然存在,把精神性纳入病人的心理健康护理之中的合理途径也是存在的,当然,这要看心理健康专业人士已经接受过多少教牧方面的培训和经验。为医疗专业人士所描述的许多有关在病人护理中纳入精神性的原则,同样也适用于心理健康的专业人士。其中最少争议性的是精神历史的采集。

**精神历史**　由于心理的、社交的和精神性问题的密切关系,心理健康的作用人士(不论其是否有教牧辅导的经验)都有必要采集详尽的精神历史,作为对所有精神病患者的最初评估的一部分。这一精神历史要比内科病人的精神历史更为细致,花费时间也更多。

心理健康专业人士采集的精神历史应当搜集有关病人在童年、青春期和成年阶段(各个时期)的宗教背景和经验的信息,并判断为了克服生活当中的问题,宗教在这之前是如何被运用的,目前又是在如何被运用。特别重要的是询问病人过去与宗教打交道的消极经验,包括因祈祷未得到应答而来的失望、重大损失、不堪重负的事件、与神职人员或会众其他成员的冲突,等等。宗教信仰和活动(集体的或个人的)也应当加以了解。宗教可以是一种强有力的应对性行为,能够减轻抑郁,提供深刻的慰藉和稳定性;它也可能导致精神机能障碍,而病人正因此而寻求帮助。治疗师对待病人的宗教信仰的方法(不论是支持性的,中立的,还是挑战性的)将直接受所获得的信息的影响。

对待内科病人的时候,一旦病人暗示自己没有宗教信仰,询问就应当终止。与之不同的是,心理健康专家可以温和地进一步探问病人,以便更好地了解病人之前与宗教打交道的消极性经验。那些可能使病人终止宗教信仰的情况(如遭到宗教权威的性侵,改变其宗教世界观的创伤性事件)可能是导致病人目前精神错乱问题的罪魁祸首。[16] 如果治疗师遭到了病人的坚决抵制,那么,这个话题可以婉转地放下,等与病人更为稳固地建立起治疗性

⑯　A. 方坦纳(Fontana)等,《创伤与接受创伤后应激障碍治疗的老兵宗教信仰力的变化以及对心理健康服务的使用情况》,载《神经与心理疾病杂志》(192,2004 年,第 579—584 页)。

同盟关系之后再重新拾起。最终的目标不是为了改变病人的宗教信仰状况,而是理解这一强有力的文化因素在目前病人因之而来求助的问题之中起到了什么样的作用(或如何可以成为病人和治疗的积极资源)。

采集精神历史对于那些已经决定使用心理疗法或心理咨询来治疗的病人来说尤其重要。病人可能坚定地持有某些宗教信仰,而这些信仰可能与已经为之准备好的心理疗法相冲突,因此,如果治疗师不拿出时间来询问这些信仰,那么,这一疗法就不可能成功。马丁和迪德里·鲍博甘在他们的著作《异端邪说的预言者Ⅰ》《异端邪说的预言者Ⅱ》中认为,基督教徒应当避免心理健康护理,特别是心理疗法。[⑰] 同样地,畅销书作者杰伊·亚当在过去的 20 多年中在基督教福音派社区有着巨大的影响(凭借他的畅销书《成功的辅导》而广为人知),[⑱]对各种用世俗的方法对待心理健康护理的做法提出批评。可以说,在许多虔诚的基督教宗教圈内,对待传统的心理健康疗法的消极态度并不罕见(并且在其他宗教传统内可能也是如此)。已经为之准备好抗抑郁药品和精神病药物的病人,情况也是这样——宗教态度可能极大地影响药品的服用和后续治疗。[⑲]

精神历史也应当搜集以下信息:病人是否是某个宗教或精神社群的成员,病人在该社群活跃状况如何,病人从宗教领袖或其他会众成员那里得到了多少支持。这将显示病人得到了多少社会支持(除了家人和非教会的支持)。宗教社区的身份也将有助于断定该社区是否会鼓励或阻挡专业的心理健康护理。病人的参与程度(到场的频率,参加小组、领导或服务活动)也是相关的,因为这表明了社区可能影响病人的决断和行为的范围。

**尊重与支持信仰**　和医疗专业人士一样,心理健康专业人士始终应当尊重病人的宗教或精神信仰,并且牢记,这些信仰往往在保持病人的心灵健康方面发挥着重要的作用。甚至异乎寻常的或明显病态的宗教或精神信仰也应当予以尊重,并努力加以理解,即便不必予以支持或确认。如果在仔细的检查之后,病人的信仰看起来并没有明显的病态,而且似乎能够有助于病人应对疾病,那么,心理健康专家则可以考虑予以支持。然而,应当小心对待,从询问、理解病人的信仰,到支持其信仰,都不应当过于迅速。在心理健

168

169

---

⑰　M. 鲍博甘(Bogban)等,《异端邪说的预言者Ⅰ、Ⅱ》(*Prophets of Psychoheresy*,Santa Barbara：East-Gate Publishers,1989 年、1990 年)。

⑱　J. 亚当(Adams),《成功的辅导》(*Competent to Counsel*,Grand Rapids,MI：Zondervan,1986 年)。

⑲　D. 比布尔(Biebel)等,《抑郁新论》(*New Light on Depression*,Grand Rapids,MI：Zondervan,2004 年)。

康专家对病人的症状、深层的人格结构和精神卫生面貌有透彻的理解之前，先采取一种表示敬意的、中立的态度，始终不失为明智之举。当病人在应对环境性的紧张性刺激时，包括罹患心理疾病这一特定的处境，对病人的宗教信仰和活动予以支持是最为合适的。

**质疑信仰**　如果已经显而易见的是，宗教或精神信仰正在促进病人的精神卫生面貌，或是已经与之交织在一起，那么，通常最好的选择是保持一种表示尊重但却中立的立场（至少最初应当是这样）。如果信仰被用作防御手段，借以逃避做出生活中的重大改变或态度上的转变，那么，就有必要在某个时候对这些信仰进行温和的质疑。然而，质疑宗教信仰是一个有风险的步骤，因此，在与病人建立起稳固的治疗性同盟之前，在完整的、彻底的精神历史被采集之前，在坚持不懈地用其他治疗方式进行多种尝试以求改变病人的态度和行为之前，绝不应当进行这一尝试。也许有必要与病人的神职人员或其他宗教领袖进行一次谈话（或者如果病人愿意，请他们来观摩一次治疗），然后再对病人的宗教信仰进行质疑。在这个时候，训练有素的心理健康特遣牧师或教牧顾问的建议可能是极有价值的。

170　　　在着手质疑病人的信仰之前，如在前文指出的那样，心理健康专家应当对自己的宗教信仰如何渗透在这一决策之中有一个透彻的理解。在质疑病人的宗教信仰之前，心理健康服务提供者必须始终对反移情问题有充足的认识并予以解决。这就像是做大脑手术，任何一个错误的举措都可能对治疗性关系和病人的心理稳定性（考虑到宗教信仰的强度，宗教信仰与身份和意义的联系）造成灾难性的后果。

**与病人一起祈祷**　如在前面的各章提到的那样，与一个有宗教信仰的病人一起祈祷，会产生一种强有力的、积极的、治疗性效果，而且能够强化治疗性同盟。然而，这是一个更具风险性的干预，因此，除非心理健康专家已经对病人非常熟悉，对病人的宗教或精神信仰以及病人之前的宗教经历都有了透彻的理解，否则，它就绝不应该发生。如这之前描述的那样，所有这些与病人一起祈祷的条件都必须具备——病人应当首先提出请求，病人与治疗师的宗教背景应当接近，治疗师应当询问病人希望为了什么而祈祷，等等。

即便是所有正当的条件都已具备，仍然有一些病人会觉得祈祷过于侵扰、过于私密，因而与病人一起祈祷会破坏微妙的边界，而这又会干扰治疗性关系——如果由心理健康专家大声诵说祷文的话，尤其会是这样。如果病人诵说祷文，而心理健康专家只是在场，并表明支持性的姿态，那么，风险性会小一点,这一活动则会提供可用于治疗的有用信息。与心理健康有问题的病人一起祈祷,如同与内科病人一起祈祷一样,绝不应当成为一件例行的事情。其时间选择和意图始终应当作为治疗性干预的一部分而加以认真的筹划,提前对其目标就有清楚的认识。

171

如内科病人的祈祷一样,心理健康专家诵说的祷文应当是简短的、支持性的,而且运用的是病人信仰传统的语言。在祈祷过程中与病人的接触是一个更为微妙的事情,因而需取决于心理健康专家、特定的病人、年龄与性别、所采用的治疗方法(药物治疗 vs. 支持性的 vs. 心理动力学的)。有时候,祈祷过程中握住病人的手是可以被允许的,但是,只要这一动作有任何被病人误解的可能性,就最好完全避免身体接触。

**咨询或转诊神职人员**　只要接受过最低程度的培训,大部分心理健康专家都可以学会采集精神历史,对病人的宗教信仰保持中立或支持的态度,甚至在谨慎和运用常识的前提下与病人一起祈祷。然而,如果没有接受过教牧辅导方面的特别培训,那么,心理健康专家可能就不想去质疑病人的宗教信仰,也不想去把积极的宗教信仰作为疗法的一部分而纳入对病人的治疗之中。

咨询、转诊神职人员,或携手受过培训的神职人员共同治疗,也是可供参考的选择。当治疗过程中出现精神需求或冲突之时,当宗教问题与病人的精神机能障碍混合在一起或妨碍进展之时,或当治疗师希望在治疗中利用病人的宗教资源之时,这样做是最为合适的。在这些情况下,一个没有接受过教牧培训的心理健康专业人士可能希望咨询一个专业的特遣牧师或是一个教牧辅导师,或主动把病人转诊给此人,让此人处理该病例的宗教层面的问题。如果心理健康专家感觉紧张、没有准备好或对这类事情没有经验,那么就应当尽早转诊。然而,在一份透彻的精神历史被采集之前,或是在治疗性的同盟建立起来之前,则不应当急于转诊。得自于精神历史的信息,对于心理健康专家的治疗方案,对于选择要转诊去的特定的教牧护理专家(教牧辅导师、特遣牧师或其他神职人员),都是必要的。

172

另外一个选择是与教牧护理专家共同治疗一个病人。心理健康专家与教牧护理专家可以轮流与病人相处。然而,共同治疗需要小心对待,以便确保世俗的和教牧的疗法协调一致而不至于相互冲突,双方专家应当保持密切的交流。这并不适合于所有的病人,特别是心理脆弱的病人,因为病人可能会把合作的双方"分裂"为世俗的和宗教的两个阵营,把其中的一方看成是"好"的家长,另外一方则是"坏"的家长,从而引发双方的竞争。

## 总结与结论

尽管在将精神性纳入病人护理这一问题上，许多原则既适用于心理健康的专业人士的做法，也适用于医疗专业人士的做法，但两者还是有着重要的差异。宗教或精神问题对于许多患有情志或心理疾病的病人来说都很重要，也可能成为巨大的支持和治疗资源。宗教也可能对解决心理健康问题有帮助，但其方式可能很复杂，不容易说得一清二楚。心理健康专家打交道的是心理上脆弱、不稳定的病人，其宗教或精神问题可能与其精神机能障碍（psychopathology）本身紧密地交织在一起。于是，相比对待仅有医学问题的病人，对待这样的病人，就需要采集更为透彻的、更为细致的精神历史。另外还有边界方面的忧虑，这是心理健康专家必须特别谨慎对待的，特别是173 涉及移情与反移情问题的时候。

尊重并在有些时候支持病人的宗教信仰和活动，可能像与病人一起祈祷一样，有助于病人恢复和康复。然而，把精神性纳入治疗方法之中，需要更为丰富的经验和更大的技巧，通常需要在教牧辅导和临床教牧教育上获得更多培训。当有必要挑战宗教信仰或把宗教信仰用作治疗的一部分时，本书建议心理健康专家去向特遣牧师或教牧辅导师进行咨询，向他们转诊，174 或与他们携手进行治疗。

# 第 12 章

# 课程设置样板

在这一章，我提供了一个把精神性纳入病人护理的课程大纲样板，可以在医学院、医学和精神病学实习基地、心理学或辅导项目、护理学院、社会工作学院，以及针对理疗师和职业治疗师、内科医生助手、执业护理师及其他医疗保健专业人士的培训项目之中使用。尽管目前在任何医疗专业人士培训项目中还没有使用共同的课程设置，但是已经有了别的医学课程设置的样板，想必本书读者对此已经熟悉。[①] 下面，我将描述在现有课程设置之内筹划开设精神性课程的途径，课程的形式，然后描述应当讲授的内容。本书把为在医学院开设有关精神性课程编订的课程设置作为最初的样板，而且说明了其内容可以略加调整，以便适用于其他医疗专业人士的课程。

## 结构与时间安排

首先，必须决定如何在现有课程安排的框架内开设这一课程。这将取决于给这一门课安排的总学时，什么时候可以安排这些学时。如果没有安排时间或者安排的时间非常有限，那么，一个 60 分钟的讲座，再加上 15—30 分钟讨论的时间，也足够好。如果有足够的时间开设一门微型课，那么，3 到 4 次 60—90 分钟的上课时间也能达到目的。完整地开设这一门课，至少需要 10 次 60—90 分钟的上课时间，那就比较理想了。

---

[①] 南卡罗莱纳医科大学精神性与医学兴趣团队，参见其网站：http://www.musc.edu/dfm/Spirituality/Spirituality.htm；乔治·华盛顿大学精神性与健康研究所，参见其网站：http://www.gwish.org/。

相关的一个问题是,这门课应该是选修还是必修课。如果是选修,可能只有不多的几个人来听课,尽管这将是真正想来的那些学生,可以有更多的时间对这一话题进行更充分的探讨。如果是必修,那么,所有学生都将接触这一话题,尽管可以讲授的材料可能随之而减少。目前,在医学院开设的精神性课程约70%是必修,我认为也应当如此。

其次,还必须决定在医学院的课程设置中在什么时候开设这一门课程,它是应当作为一个单独的模块,或是分成几个不同的模块,还是贯穿在整个课程设置之中来讲授。医学课程设置的结构在一定程度上决定着何时是向医学院学生呈现精神性课程的理想时间。前一两年往往都花在学习基础/临床科学上,学生也接触一些医学的人文层面。第三年,医学院的学生开始他们在医院的病房住院实习,通过实际从事工作而学习临床事物,并开始在实习医师、高级专科住院实习医师的监督下承担护理病人的责任。第四年,会有更高级的临床轮班,可以有时间学习若干选修课。一些医学院还要求学生在第三或第四年完成一项研究项目。

精神性这门课可以在第一或第二学年开设,让学生在学习医学之初就接触这些问题。另外一个选择则是放在第四年,此时有临床轮班,或是实行指导教师制度,有一名内科医生在社区工作。第三个选择是把它平均分布在这四年之中。精神性这门课不必始终当作一门单独的课来讲授,而可当作另外一门课的一部分,如"医学与社会"这门课的一部分在第一年讲授。这一门课一般要涉及关于行为医学、伦理问题、高级护理规划、医患交流、补充与另类医学的话题。这并不意味着只是简单地去做这些课程中正在做的事情,而是要包含明确地探讨宗教或精神问题的专门内容。

如果时间仅够举办几次讲座,那么,很可能最差的时间就是在医学院的第一年,因为学生被基础科学课程狂轰滥炸,没有临床经验,因而也就没有一个根基来安放这些关于精神性的材料。没有临床经验,学生就很难理解这一可视为"实在科学"的对立面和参照物的话题的意义和价值。然而,如果学生在很早的时候就接触到这些材料,并在临床实习的时候通过与实际的病例打交道而得到强化,那么,这有助于让这些观念在学生头脑中扎根发芽。如此一来,如果时间和师资允许,院长也表示支持的话,将这一门课贯穿在四年的课程安排之中则是非常理想的,即最初的课在第一或第二年讲授,后面两年中,学生开始照料病人时,所学到的概念就会得到明确的强化和模仿。

# 形　式

精神性课程安排的形式可以有很大的差异,因此,明智的办法是使用尽可能不同的方式来呈现材料。若按照冲击力从低到高的顺序排列,可供采用的方式有以下几种:(1)阅读医学文献中的论文;(2)听讲座(没有讨论);(3)听附带讨论的讲座;(4)听病例陈述以及随后的讨论;(5)接触真实的病人,听病人回答同学的问题以及讨论;(6)教师在临床环境下进行示范;(7)角色演习。

**论文**　与大多数医学培训一样,学生经常被要求阅读一些与其学习内容相关的选自医学文献的原创性论文。这是有效性最差的一种学习方式,但聊胜于无,而且几乎不占用课程安排中的任何时间。然后,学生被要求向同学口头报告所读文章,这对丰富学生的学习经验有一定的价值。

**讲座**　讲座的重要性在于能够用相对短暂的时间传递大量的信息。听讲座好过阅读论文,因为有一个活生生的人在说话,而且若是能够通过视觉、声音和个人的互动吸引听众,效果则更好一些。当然,这一样式若要成功的话,演讲者必须具有引人入胜的本领。

**附带讨论的讲座**　在讲座之后增加讨论的时间,会激发学生进一步的兴趣,驱动他们去思考并融入所谈话题之中。然而,演讲者必须知识广博,才能够应对各种各样的问题,而且能够驾驭随后的讨论和会场气氛。

**陈述病例**　举办病例会议,让学生向小组陈述一个真实的涉及宗教或精神问题的病例,这将是非常有效的学习,因为在学生看来,病例与临床联系更为紧密,而"故事"总是比事实更便于记忆。病例会议应当留出足够的提问和讨论时间,允许其他学生参与,从而有可能探讨所定题目的深层意蕴。

**让真实的病人出场**　呈现材料的最为有效方式之一是,让一个真实的病人现身会场或演讲厅,描述他或她目前努力与疾病搏斗的经验,讲述宗教/精神信仰和习俗在帮助他或她应对疾病、获得意义以及感受希望的过程中所起到的助力作用。病例越具有戏剧性,病人越具有表现力,效果就越好。一名学生或教师应首先把病例介绍给大家。病人接着出现并讲述自己的故事。接着,则是学生直接向病人提问题,此时应有一名教师对这个过程予以掌控,向病人进行必要的解释,让病人感觉更容易回答。之后病人离场,讨论开始。

178

**教师示范**　在这个环节,教师示范如何采集精神历史,或如何在临床上与病人互动。这可以在医院查巡病床时在病房里进行,也可以在门诊诊所进行。学生可以选社区内的一名临床医师作为指导医师,用一个月的时间观摩他或她如何在行医过程中如何解决精神问题。这是最为有效的学习途径,因为这包括亲自观看一个有丰富经验的临床医师的工作过程,亲自目睹工作的结果,而且这个过程还可以重复出现,甚至还可能让学生参与实践(这取决于特定的病人或临床医师的满意程度)。

**角色扮演**　学生可以轮流扮演病人和医生的角色。这在采集精神历史、支持信仰、决定是否转诊(需有第三个学生扮演特遣牧师,或是由学习做特遣牧师的学生扮演这一角色)等环节效果最佳。和同学一起扮演角色时的确会有一些难为情,但这对于缓解和病人在一起时的不自在具有极大的帮助。因为不自在是妨碍医生解决精神问题的主要障碍之一,所以,角色扮演和练习对于任何周密的精神性课程安排而言,都处在核心的位置。

总之,一门关于精神性的课程应当拿出指定的时间来讲授与宗教和精神性有特别联系的问题。这一门课程开始时应当先进行介绍,然后在医学院随后的四年中应用和强化所讲授的概念,而且要注意时间的安排,使之与学生在其他领域的学习联系起来。这门课应当包括以上所讲的所有讲授形式论文、讲座、讨论、病例陈述、教师示范和角色扮演,等等。当然,这是理想的状况,而在真实的生活中,大多数医学课程安排已经充塞到了极限,恐怕你也只能将就一下,选择对你有价值的安排。

## 内容

精神性课程安排的内容极为重要,决定着学生从这一开设的往往是短暂的课程中可以学到什么。下面,我将描述一个包括10个时段的课程安排样板,当然,需要根据具体的时间和环境而加以调整。理想的状况是,这一门包括10个时段的课程在第一或第二学年就予以开设,然后再根据总体的课程安排中所讲授的内容,选择合适的时间对其中单独的内容进行强调或进一步的阐述。也可以在四年制的医学课程安排中的其他时间分别讲授这10个时段包含的内容。下面提供的内容是按照本书各章的顺序进行的。每一时段都需要60—90分钟。

**时段1**　话题介绍。方式:讲座与讨论。内容:应当对精神性与医学的关系进行宏观的概述,包括一种历史的透视、对定义(精神性、宗教、人本主义)的探讨、对于病人精神需求以及可以解决这些问题的各种人士进行描述、对后面 9 个时段进行简要介绍、对于学生要圆满完成这一门课程的学习应当采取的行动(包括上课和参与活动)的探讨。应预留出让学生提问、教师答疑和谈论的时间。给学生分发下一次上课前需要阅读的材料:本书导论和第 1 章,还有一篇评论文章。[②]

　　**时段 2**　为什么应当在病人护理中探讨精神性。方式:病例陈述,讲座和讨论。内容:简要地陈述病例,然后评述为什么医生应当探讨精神性的 6 个理由(将有关宗教与健康的探讨留到后一时段)。讲座的结尾提供有关病人的感受、医生的感受、目前医生在确认和解决病人的精神需求方面所做的事情的数据。用剩下的时间进行讨论。发放下一次上课前应阅读的资料:选择一系列最好的、富有创见的关于心理健康[③]和身体健康[④]的研究,赞成/反对的评论文章。[⑤]

　　**时段 3**　相关研究。方式:讲座与讨论。内容:讲座应包括三个领域:(1)检讨宗教/精神性与心理健康的关系;(2)探讨身心关系(心理神经免疫学以及与压力有关的心血管系统变化);(3)描述宗教/精神性如何影响身体健康的模型,并呈现关于宗教/精神性与身体健康的研究。本时段需要涉猎大量的材料,但仍然需要安排讨论的时间(关于现有各种研究质量的正反方面的说法)。分发下一次课前的阅读材料:关于一个有宗教信仰的病人的一篇文章。[⑥]

181

---

[②]　科尼格,《宗教与医学Ⅰ:历史背景与割裂的原因》,载《国际精神病学与医学杂志》(30,2000 年,第 385—98 页)。

[③]　科尼格等,《老年病人的虔诚程度与摆脱沮丧的状况》,载《美国精神病学杂志》(155,1998 年第 4 期,第 536—42 页);科尼格,《老年住院病人的宗教信仰与抑郁》(15, 2007 年 4 月);科尼格,《入院的心脏病、肺病病人的宗教信仰与摆脱沮丧的状况》,载《神经与心理疾病杂志》(195,2007 年 5 月)。

[④]　斯特劳布里奇等,《28 年来参加宗教活动频率与死亡率关系的调查》,《美国公共健康杂志》(87,1997 年第 957—61 页);鲁特甄道夫等,《宗教参与情况、IL—6 与老年人死亡率》,载《健康心理学》(23, 2004 年第 5 期,第 465—75 页)。

[⑤]　斯隆等,《宗教、精神性与医学》,载《柳叶刀》(353,1999 年,第 664—67 页);科尼格等,《宗教、精神性与医学:对质疑者的反驳》,载《国际精神病学与医学杂志》(29,1999 年,第 123—31 页);P. S. 米勒(Mueller)等,《宗教参与、精神性与医学:对临床实践的启示》,《Mayo 临床论文集》(*Mayo Clinic Proceedings*,2001 年第 12 期,第 1225—35 页)。

[⑥]　科尼格,《一位 83 岁极为虔诚的患有慢性病的妇女》,载《美国医学联合会杂志》(288,2002 年第 4 期,487—93 页)。

时段 4 病人的视角。方式:现场呈现病例、提问和讨论。内容:找一个病情严重、表达能力好的、极为虔诚的、正在运用其信仰以及来自信仰社群的支持来应对其疾病的病人。该病人可以是门诊病人,也可以是住院病人。应留给学生足够的时间向病人提问题,尽管这需要一名教师在场对问题重新进行表述,使病人更易于回答。该时段的最后部分是病人离场之后的讨论。如果能够找到合适的病人,这将是所有时段中最强有力的一个时段。分发下一次课前应阅读的材料:本书第 2 和第 7 章,精神历史[7]以及临床应用[8]的论文。

时段 5 如何容纳精神性。方式:讲座和角色扮演。内容:描述如何采集精神历史、以病人为中心的方法、尊重和支持病人的信仰、与病人一起祈祷。在这一时段中,应当对特遣牧师的作用进行讨论,特别注意专门认定机构承认的特遣牧师的培训过程,特遣牧师在医疗保健环境中(第 7 章)的任务,以及何时该向特遣牧师转诊。讲座之后应当让学生提问题,重点阐述各种具体的做法。如有剩余时间,可以让学生分组进行练习,相互采集精神历史。分发下一次课前的阅读材料:本书第 3 章以及哈斯廷斯(Hastings)中心报告。[9]

182 时段 6 什么时候容纳精神性。方式:讲座、讨论和角色扮演。内容:讲座将集中阐述采集精神历史的时机、与病人一起祈祷的条件、有必要转诊特遣牧师的时机,之后是讨论时间。如果第 5 时段角色扮演的时间不够用的话,此时可能是学生练习这些技巧的有利时机。分发下一次课前的阅读材料:本书第 4 章和一篇论述涉及精神历史的临床试验的文章。[10]

时段 7 容纳精神性的后果。方式:病例陈述、讲座和讨论。病例和讲座应当集中阐述医生采集精神历史、支持病人的宗教信仰、与病人一起参加活动(祈祷)或把病人转诊给特遣牧师可能出现的结果。积极的和消极的后果都应当加以讨论。这将有助于学生理解解决精神性问题的益处以及他们可能会遭遇的消极的反应。分发下一次课前应当阅读的材

---

⑦ 科尼格,《采集精神历史》,载《美国医学联合会杂志》(291,2004 年,第 2881 页)。

⑧ 科尼格,《宗教、精神性与医学:研究结果及其对临床实践的启示》,载《南方医学杂志》(97,2004 年,第 1194—1200 页)。

⑨ C. B. 科恩(Cohen)等,《如履薄冰:医生询问病人的宗教与精神信仰》,载《黑斯廷斯中心报告》(2001 年 9、10 月,第 29—39 页)。

⑩ 克里斯泰勒等,《OASIS:病人接受程度与最初效果的证据》《国际精神病学与医学杂志》(35,2005 年,第 329—47 页)。

料:本书第 5 章、内科医学年鉴有关边界的论文[11]、关于政教分离问题的法律最新文件。[12]

**时段 8**　障碍与边界。方式:讲座与讨论。内容:讲座应当集中描述医生所说的妨碍他们采集精神历史或与病人交流有关医疗保健的精神层面的各种障碍。由于这一原因,极有必要留出足够的讨论时间。也可以让学生接触有关政教分离的争论。讨论有关(a)病人的"选择"、(b)病人被迫"脱离"有益于其内科疾病治疗的宗教支持、(c)医生关注世俗的目标(即病人的健康而不是病人的宗教)的必要性等问题,这些讨论有助于学生在未来避免这一领域的问题。分发下一次课前应当阅读的资料:本书第 6 章,斯隆[13]刊登在《新英格兰医学杂志》上的论文以及写给主编的信。[14]

183

**时段 9**　伤害的可能性。方式:病例陈述、讲座和讨论。内容:病例和讲座应当集中讨论医生采集精神历史、支持病人的信仰、与病人一起参与祈祷之类的宗教活动、转诊特遣牧师等可能产生的伤害。探讨"伤害"的可能性的目的是为了让医生对可能出现的情况(不论其多么不可能发生)有充分的准备。需重申的是,应当留下足够的时间让学生们相互间进行讨论。分发下一次课前应当阅读的资料:与主要宗教传统的相关习俗和做法有关的材料。

**时段 10**　在多元文化、多宗教背景下解决精神性问题。方式:病例陈述、讲座和讨论。内容:病例应当选择一个来自与大多数学生宗教背景不同的宗教传统的、极为虔诚的病人。在一个多元的医疗保健环境中,医生有可能遇到来自许多不同的宗教传统的病人。关于不同的宗教传统如何对待分娩和节育、饮食、疾病、死亡和临终关怀等问题,学生应当具备常规性的知识,以便能够顺应并尊重各个宗教传统的习俗。考虑到特遣牧师所具备的知识,以及他们在如何满足来自不同宗教背景的病人之需求方面所接

---

[11]　S. G. 波斯特等,《医生与病人的精神性:职业的界限、素养与伦理》,载《内科医学年鉴》(132,2000 年,第 578—83 页)。

[12]　C. 鲁普(Lupu)等,《免受宗教基金会(及他人)影响的自由 vs 退伍军人事务部部长詹姆斯·尼克尔森(及他人)》载《宗教与社会福利政策圆桌会议》(2006 年 5 月 30 日,见网站:http://religionandsocialpolicy.org)。

[13]　斯隆等,《医生应当向病人推荐宗教活动吗?》,载《新英格兰医学杂志》(342,2000 年,第 1913—16 页)。

[14]　科尼格,《宗教与医学:对〈医生应当向病人推荐宗教活动吗〉的答复》,载《新英格兰医学杂志》(343,2000 年,第 1339 页)。

受的训练,这个时间也是突出强调特遣牧师作为一种重要的资源之价值的时刻。

在结束了这10个时段的学习之后,医学院的学生和高级专科住院实习医师应当对自己的能力有自信心,相信自己能够恰当地、细心地处理病人护理中所遇到的精神问题。他们应当能够明白为什么与病人交流精神问题极为重要,如何着手去做,何时去做,什么样的边界不可逾越,后果可能是什么,如何应对不同的情况。他们也应当能够明白特遣牧师、教牧辅导师和神职人员的作用,以及他们在这一领域具有什么帮助。唯一剩下的问题就是学生实际地去从事这项工作——将精神性纳入他们对待病人的方式之中。

184

## 对于课程的改编

为满足学生需求,各种护理、社会工作和物理与职业疗法项目可以很方便地对以上描述的课程安排样板加以改编。在第8、9、10各章中所提到的研究已经清楚地表明,这些领域中的医疗专业人士中的绝大多数都没有接受过足够的解决病人精神需求的培训。尽管上面的课程安排是针对医生设计出来的,其内容对于所有医疗专业人士的培养而言却是基础性的,为的是让他们能够在检查和评估病人时发现其精神需求、判断自己能够做什么和不能够做什么、知道什么时候该把病人转诊给精神护理专家。需要提醒大家的是,每十个内科医生中仅有一个经常性地采集病人的精神历史或解决其精神问题。这就意味着,如果要对病人的精神需求加以确认和解决,那么,十次中有九次,必须是内科医生之外的某个人站出来履行这一职责。

**护士**　如在前面提到的那样,如果内科医生不去做,那么,采集病人的精神历史自然地就落在了护士的身上。如果是需要在住院初期就确认病人的精神需求,以便能够请特遣牧师在病人出院前就加以解决的话,护士的责任就显得更为重要。然而,护理专业的课程安排和医学的课程安排一样满满当当,而且由于人口老龄化越来越严重,护士的需求缺口持续增大,为弥补这一不足,护士培训的时间也越来越短。但是,由于医疗机构联合认证委员会的要求,而且基于特遣牧师无力和每一个病人见面对他们进行精神评估这一事实,那么,在护理教育中包含某些有关精神性的内容就是极为必要的。护士的培训应当关注采集精神历史的原因、方法和时机,在哪里记录采

185

集结果,何时向特遣牧师转诊,以及不同宗教团体与健康相关的传统。这至少能够满足最低要求。我推荐以上第 2、5、6 和第 10 时段;推荐阅读本书第 1、2、3、5、7、8 章以及与主要宗教传统的相关习俗和做法有关的材料;补充阅读材料为《护士护理中的精神性》中的一篇。[15]

**社工**　如在之前所强调的那样,如果护士没有筛查病人的精神需求,那么,这一责任就落到了社工的身上。社会工作的课程安排并不比护理宽裕,因而可以专用来学习这些任务的时间并不多。而且社工还要扮演一个护士不能扮演的角色。确保病人在出院时精神需求已得到了很好的满足,并(与特遣牧师一道)制定病人出院后的精神护理计划,则是另外的社会工作任务。社工必须确保病人任何没有得到很好满足的精神需求,都能够被告知病人生活所在的社区(家庭、疗养院、康复机构),以便安排教牧护理随访。因此,社工不仅需要采集并记录精神历史(如尚未被采集的话),还必须与特遣牧师一起制定病人出院后的护理计划,以便满足已被发现却尚未得到满足的精神需求。这就需要在社会工作课程安排中设置一门短暂的课,讲授采集精神历史的原因、方法和时机,特遣牧师和教牧辅导师的作用,以及不同宗教与健康相关的习俗,如何制定病人出院后的精神护理计划,与病人信仰社群合作,等等。我推荐第 2、5、6 和第 10 时段;阅读材料是本书第 1、2、3、5、7、9 和与主要宗教传统的相关习俗和做法有关的材料,以及社会工作的若干文献。[16]

186

**理疗师和职业治疗师**　如在第 10 章所指出的那样,理疗师和职业治疗师在帮助病人恢复身体功能并独立生活方面也具有不可替代的作用。精神和宗教信仰对于激发有宗教信仰的病人恢复身体机能的动力,从而使他们再度参与宗教性的和利他性的活动,寻找到生活的意义、目标和欢乐,具有重要的作用。因此,就采集精神历史、(如果病人提出请求)与病人一起进行祈祷、携手特遣牧师满足病人的精神需求等环节进行培训,就应当是康复领域内任何整体性项目的题中应有之义。我推荐第 2、5、6 和第 10 时段;阅读材料为本书第 1、2、3、7、10 和与主要宗教传统的相关习俗和做法有关的

---

[15]　卡森等,《针对医疗专业人士的精神照顾》(第 2 版,2007 年);奥布莱恩,《护士护理中的精神性:站在神圣的土地上》(1999 年);巴纳姆,《护理中的精神性:从古到今》(第 2 版,New York:Springer,2003 年)。

[16]　A. 方坦纳(Fontana)等,《创伤与接受创伤后应激障碍治疗的老兵宗教信仰力的变化以及对心理健康服务的使用情况》,载《神经与心理疾病杂志》(192,2004 年,第 579—584 页)。

材料,以及康复文献中的若干材料。⑰

## 总结与结论

在这一章中,有关精神性课程安排的结构、时间分配和形式得到了探讨,一个包含 10 个时段的课程安排样板得到了描述。尽管最初的课程安排是参照医学院学生和高级专科住院实习医师的情况制定出来的,但我展示了对这一课程安排进行改造,以适应对护士、社工和康复治疗师进行培训的几种方法。这样做的目标是把一种完整的、经过深思熟虑的课程安排落实在医疗保健的各个专业之中,使其能够充分利用医疗保健各个职业独特的培训、优势和观点,从而确保不论病人选择了什么样的就医环境,他们的精神需求都能得到满足。⑱

187

⑰ S. S. 多伊(Doe),《以精神性为基础的社会工作价值观念能提高人类服务机构的能力》,载《社会工作中的宗教与精神性》(23,2004 年第 3 期,第 45—65 页);L. J. 普拉格林(Praglin)等,《精神、宗教与社会工作:跨学科对话的尝试》,载《社会工作中的宗教与精神性》(23,2004 年第 4 期,第 67—84 页);D. R. 霍奇,《制作精神评估的工具盒:论五种不同的评估方法的优势与不足》,载《健康与社会工作》(30,2005 年第 4 期,第 314—23 页)。

⑱ M. A. 麦科尔(McColl),《精神、职业与残疾》,载《加拿大职业疗法杂志》(67,2000 年第 4 期,第 217—28 页);C. 科因(Coyne),《在病人干预中解决精神问题:病人的信仰结构能够影响病人的健康和干预的有效性》,载《物理疗法杂志》(13,2005 年第 7 期,第 38—44 页);D. 约翰斯顿(Johnston)等,《精神性:评职业治疗师发现、评估与满足精神需求的方法》,载《英国职业疗法杂志》(68,2005 年第 9 期,第 386—92 页)。

# 第 13 章

# 要点综述

不论本书读者是内科医生、护士、社工、心理学家、辅导师、康复专家,或是其他有关的医疗专业人士,在完成本书之际,有几个关键的要点应当加以透彻地阐述。[①] 如果这几点被接受,并被整合到临床实践中,那么,医疗专业人士就会明白为什么解决精神问题对于完整的人的医疗保健至关重要,病人的精神需求也会被确认并得到恰当的满足。而且,如果医疗专业人士越出了其专长的边界,病人不受到胁迫和感到困惑。另外,医疗专业人士能够避免相互避免磕磕绊绊的重复性劳动,他们在这些问题上的交流与合作也会达到最佳状态。

1. 医疗专业人士应当与病人就宗教或精神问题进行交流,理由是: 228

·许多病人是有宗教信仰的,有精神的需求,希望医疗专业人士了解那些信仰,往往还希望它们被作为健康护理的一部分得到满足。

·宗教能够影响病人应当疾病的能力,因此,那些照顾病人的医疗专业人士应当意识到这一点。

·许多处在医疗保健环境下的病人被迫脱离了他们的宗教社群,也因此难以接触能够专门满足他们的与健康和医院环境相关的精神需求的专家。

·宗教信仰(以及与宗教传统相关的保健习俗)会直接影响病人希望如何被护理,影响医疗决策,有时候还会与医学治疗方案相冲突。

·越来越多的研究文献表明,从总体上说,宗教活动与心理和身体健康相关联,而且可能以某种方式影响健康结果。

---

① 这里主要指的是不是职业的医疗保健特遣牧师的那些医疗专业人士。

·宗教影响病人在其生活的社区中得到支持和护理,而这可以影响他们是否可以得到医学护理,是否会遵从治疗方案。

2. 要了解病人的宗教或精神信仰及其传统(或缺失),医疗专业人士应当对所有被批准入住医院或其他医疗保健机构的病情严重的病人或慢性病患者,或是首次接诊的新患者,采集其简短的精神历史;通过这一方式,医疗专业人士将会了解影响医疗保健的信仰和习俗,并确认病人的精神需求。

3. 医疗专业人士(特遣牧师除外)应当负责“筛查”病人,了解其精神需求,确认潜在的、与医疗保健计划的冲突,这是因为,就目前资源的情况看,每五个病人中仅有一个有可能见到特遣牧师。

4. 从采集精神历史的过程中获取的信息应当记录在病历上一个专设的地方,这样,其他的医疗专业人士就不必重复去做筛查性采集;特遣牧师所做的精神评估以及随后所有的随访及进展,也都应当记录在此处。

5. 作为医疗保健队伍的负责人,内科医生应当采集筛查性的精神历史;如果他或她没能做到这一点,那么,这一责任就落到了护士肩上;如果护士也没做到这一点,那么,这一责任就依次落到社工、辅导师或其他经常探望病人的相关健康专业人士(职业治疗师或理疗师)肩上。应该就这一点建立一个常规性的程序。

6. 病人的宗教或精神信仰应当得到尊重,而且应尝试去对它们加以理解,但不要去评头品足。如果医疗专业人士对这些信仰有丰富的了解,而它们看起来没有显然的危害,那么,支持和顺应病人的信仰和宗教习俗则是合适的。

7. 如果一个医疗专业人士确认了病人的精神需求或冲突,不熟悉病人的宗教信仰,或怀疑这类信仰可能是有害的,那么,他或她就总是应当(经病人同意)把病人转诊给专业的医疗保健特遣牧师,因为他们有解决这类问题的时间和专长;如果病人拒绝转诊,那么,医疗专业人士仍然应当向特遣牧师进行咨询,就如何应对这一情况听取其指导。

8. 医疗专业人士应当了解在他们的所在地工作的特遣牧师的资质,并清楚特遣牧师在解决病人的精神需求方面,在处理棘手的伦理问题方面,在与病人、病人家属以及医院员工(都因与疾病和损失相关的情绪问题而备受折磨)打交道方面,可以发挥什么样的作用;医保特遣牧师应当作为一名固定的成员而被吸纳入多学科的医疗保健队伍之中,精神护理方案应当要么由特遣牧师来制定,要么参考其意见来制定。

9. 大多数时候,没有接受过临床教牧教育的医疗专业人士,不应当尝试去满足精神需求,或向病人提供关于精神问题的建议,因为这不是其专长之所在,而且耗费他们从事所擅长的服务的时间。

10. 采集筛查性精神历史和任何干预(祈祷、特遣牧师转诊)必须始终以病人为中心,符合病人的愿望;病人必须有完全的、不受胁迫的选择自由,包括不想被提问关于精神事物的问题,不想与医疗专业人士(包括特遣牧师)一起投入精神活动之类的选择。

11. 医疗专业人士不应当要求病人和他们一起祈祷(开启祈祷活动);然而,医疗专业人士可以告诉有宗教信仰的病人,如果病人提出请求,他们可以与之一起祈祷,然后让病人在之后某个时间主动提出请求(确保选择是完全自由的,不受胁迫的)。与病人一起祈祷应当做得安静,不受干扰,而且注意避免干扰其他病人。

12. 医疗专业人士,特别是心理健康护理服务者,应当意识到边界问题的存在。医疗专业人士永远也不应当致力于改变病人的宗教信仰(既不要劝他们皈依基督教,也不要劝阻他们参加宗教活动);一旦有理由认为宗教信仰/活动是有害的,或干扰了对于病人的护理,应尽快向特遣牧师进行咨询。

13. 医疗专业人士的宗教信仰(或宗教信仰的缺失)不应当影响他们是否采集精神历史,尊重并重视病人的信仰,或把病人转诊给特遣牧师(因为这一切都是以病人而不是以他们为中心的活动)。医疗专业人士在谈论这类问题时感受到的不自在,必须通过培训和练习加以克服。

14. 医疗专业人士应当了解病人的那些与健康相关的,而且他们也经常遇到的宗教传统,或知道在需要的时候,到何处去寻找有关信息。

231

15. 如果病人的精神需求被发现,并且病人已被转诊给了特遣牧师,那么,医疗专业人士应当在之后某个时间进行随访,以便确保病人的精神需求得到了恰当的满足(考虑到病人的精神需求对其健康以及健康结果的潜在影响)。在病人出院时,医疗专业人士(往往是社工),与特遣牧师一起,应当制定出院后精神护理计划,确保精神护理的连续性在医院和社区或其他环境下得以维护。

16. 医疗专业人士永远不应当与病人就宗教问题进行争论,即便这些问题与医疗保健相冲突,而是应当致力于理解他们,并对他们表示尊重。需要重申的是,如果有任何发生冲突的潜在可能性,应当向教牧护理专家进行咨询。

## 结　论

在今天的医疗保健体系内,仅仅成为技术人员,只关注手头紧迫的、身体健康的问题,是很有诱惑力的。当然,这无疑是我们的主要责任,而且我们必须要谨慎对待,尽力完成好。然而,仅仅满足病人的身体需求,相对于我们倾注在这一宏伟的工作上的精力、时间和激情,是远远得不偿失的,而且,我们也因此就没有机会享受对待完整的人所带来的那种胜任之愉快(professional satisfaction)。早些时候,当一名医疗专业人士绝不仅仅意味着只需掌握这一职业的技术层面;因此,我们若想避免无计可施、只能坐以待毙的结局,就绝不能仅仅以成为技术人员为满足。在临床实践中满足病人的精神需求,能够使我们的专业恢复生命力,而对许多我们的病人来说,这可以帮助他们找到希望、意义和康复,从而让他们再度获得生命。

# 索　引

# 译后记

　　健康无疑是人生的最大问题之一，但很多时候，我们往往都是在自身或亲人面临健康的巨大危机或失去健康之后才开始体会到健康的重要。我对健康问题有兴趣，与小时候的生活环境有很大的关系。刚开始记事的时候，家中就接连有四位亲人去世。因此从上初中开始，我就萌生了学医的念头。但中考体检时发现色弱，并被告知学医受限，无奈地放弃。

　　由于生活环境太差，从初三那年外出读书起，几乎每年我都要重感冒几次，慢慢地出现了过敏性鼻炎的症状。到上高二的时候，症状已经非常明显，每天一早起来都要打很多喷嚏，感觉很难为情。上大学以后，住宿条件有所改善，体育活动多了一些，症状稍有缓和，但每天喷嚏照打不误。为了治好这个毛病，除了定期到医务室开药之外，我还去过学校周围的一些私人诊所，但都没有什么效果。大学毕业后就医方便了许多，我尝试了各种方法，均无效。一年冬天，看了一份正规报纸上的广告，去一家诊所做鼻甲穿刺治疗。那次治疗很痛苦，头疼欲裂，鼻子出了很多血。一只手捂着鼻子，另一只扶着车把，顶着寒风骑车20多公里返回家中的路上我就决定，不论结果如何，决不再回头治疗第二次。不过那次治疗有点效果，大约一个礼拜没有打喷嚏，但之后一切恢复原状。

　　从上大学开始，我经常借阅或买一些医学的书来看。最初几年，这类书基本上看不懂，但好在我坚持下来了，对我国传统医学的经络学说有所了解，尽管是非常肤浅的。我读这类书有一个特点，就是一切从自己的身体感受出发，仔细地体会每一本书中所讲的道理，并根据自己的体会加以领悟。非常幸运的是，1993年春天，我读到了一册介绍台湾学者和医生吕季儒教授的刮痧排毒健康法的材料，并且很快得到了朋友赠送的吕教授发明的新式刮痧工具。我当天晚上就照着书上的图例，把自己能够刮到地方刮了一个遍。第二天早上起来感觉与往常不一样，等意识到是没有打喷嚏时，一种由衷的喜悦使我几乎跳了起来。从那天以后,我彻底告别了折磨我十多年的、说疯狂也不为过的喷嚏,也彻底告别了药物。

更让我感到高兴的是,有了自我"治愈"成功的切身体会,我读医学书的速度明显加快,领悟能力也有所提高。到目前为止,我仔细读过的医学书籍,包括一些不入专业人士法眼的通俗养生类著作,数量已相当可观。我阅读这类书籍的时候仍然坚持边看边尝试的习惯,且慢慢地我也掌握了自己的一套判断医学书籍优劣的标准。当然,我也读一些大部头的经典著作,如《黄帝内经》《伤寒论》《本草纲目》,等等。2004年我在美国匹兹堡大学访问的时候,深为该校书店所卖的精美的医学书籍所吸引,陆续买了一些英文的医书来看。不过,出于对西医的先入为主之见,我购买阅读的英文著作多属对西医的反思和批判之列。值得一提的是,好书我会不厌其烦地去读,例如吕教授的两本书,二十多年来,一直放在我的案边或行囊之中,每一次翻阅总会有收获。对我来说,它们真的是瑰宝啊。

多年的坚持收益还是蛮大的。尽管身体先天条件并不好,但我主要凭借自己的努力,近二十多年来一直保持了较好的健康状态,脾气性格也有了很大的改变。往深处一点说,我对于健康与性格乃至整个精神状况之间的关系也有了自己较为深切的体会和认识。

阅读医学著作虽仍是业余爱好,却对我整个的阅读习惯产生了不小的影响。不论选择什么书,我都爱习惯性地注意作者本人的有关情况。我几乎知道家中书架上每一本书的作者的出生年代,如果作者得享高寿,且在养生方面有好的习惯和言行,我总是想办法去找到,并认真仔细地去阅读。美国哲学家约翰·杜威(1859—1952)就是我心目中的一个大英雄。从一开始接触杜威的英文原著起,我就被他的文笔和思想所吸引,特别欣赏洋溢在杜威著作中的那种沉静乐观的生活态度,也很想了解他是如何形成这样的一种态度的。我在匹兹堡的那一年,到过不少旧书店,希望能够找到有关信息,也从网上购买过一些书籍,包括大部头的杜威传记,但都没有找到让我特别满意的资料。

2006年春天,我终于不期而然地等到了这样的一个机会。美国夏威夷大学教授安乐哲先生应山东大学美学研究中心和周易研究中心的邀请来山大讲学,我负责做联络工作。我们在聊天的时候,他说正在与中国的一些学者一起组织一套实用主义研究译丛,问我是否有兴趣参加,并向我推荐了斯蒂文·洛克菲勒的巨著《杜威:宗教信仰与民主人本主义》(北京大学出版社2010年推出中译本)。他很快与作者进行了联系,两周之后该书就寄到了我的工作单位。那一年的春夏两季,因有了这本书,我感觉过得特别充实,因为它回答了许多我思考很久的问题,也印证了我的若干思索的结论。书中对杜威与 F. M. 亚历山大交往始末的梳理,读来有酣畅淋漓之感。以此为线索,我找到了亚历山大技巧的官方网站,下载了杜威为亚历山大的几本书撰写的序言,又仔细阅读了美国南伊利诺伊大学杜威研究中心前主任 J. A. 鲍艾斯顿教授对亚历山大技巧的有关评论文章。我之前曾较为深入地思考过杜威的宗教思想,阅读了这些资料之后,我越发倾向于认为,人的健康状况与宗教性情感之间必定存在着深刻的、内在的联系;人的性情若能够达到杜威所说的宗教性的高度,将有助于提升人的精神境界和健康水平。我在修改自己的博士论文的过程中,用了相当的篇幅来论述杜威与亚历山大之间的交往对杜威哲学所可能产生的影响,算作是对这方面思考的一个初步总结。当然,我很清楚,要在这个领域发言,而且做到言之有物,有新意,并不容易。尤其是在自己的学养不够,缺少专业学习的情况下,就更加困难。好在我还可以暂时从事若干资料的译介工作,把有关的研究成果介绍过来,也未尝不是一件有意义的事情。

摆在诸位面前的这本书,是美国杜克大学精神病学和行为科学教授、医学副教授 H. G. 科尼格博士的一本力作。从上个世纪 80 年代初以来,科尼格博士就开始倡导精神性与健康之间关系的研究,至今已经硕果累累,在医学界和宗教界备受尊重。我当时更感兴趣的是作者之前出版的那几本书,如《宗教对你的健康是有益的吗?宗教对身心健康的影响》(1997 年)、《宗教与心理健康手册》(1998 年),等等,但在国外的朋友却只买到了手头这一册的第一版。在该书中作者已在向读者介绍如何把精神性纳入病人治疗和护理的各个环节了,也就是说,精神性对于健康的重要性已被美国众多的医疗机构和医疗专业人士所认识和接受,他们正在考虑的是如何在临床实践中正确地辨认、对待和满足病人的精神性需求。

但在我看来,本书仍具有不可替代的价值。用《美国医学协会杂志》的话说,该书用一种清晰的、极具可读性的风格,简明扼要地指出了精神性在诊治和护理病人,并使之康复过程中的重要作用。他对在治疗和护理过程中的各个环节如何应对病人的精神需求,应当注意哪些事项,都给出了清晰的界定。科尼格博士对病人的宗教信仰极为尊重,并且坚信,宗教有益于人的健康,而且,他的这一信念并非只是他的一己之见,而是得到了严谨的学术研究的支持。科尼格博士也非常敬重在学校、医院和军队等机构中工作的特遣牧师,并把他们看作是精神领域中的真正"专家。"

对于国内研究者来说,该书的意义或许在于,它清楚地传递出这样一种信息:疾病不是一个简单的生理问题,而是一个复杂而漫长的过程,因而,(西方)医学不应单纯地追求"对症下药",而应是借助于身体而进行的一场深层次的、涉及医患双方之灵魂的对话。

如果西方医学的主流能够持续朝这个方向走下去,这将成为西医理解中国古老的医学智慧的一个契机,而那将成为整个人类的幸事。本书对于百多年来已经严重西化的中医也可能会产生许多重要而有益的启示。

本书可以算作是我所承担的"山东大学跨学科交叉基金项目(社会经济与健康)""宗教经验与身心健康关系研究"的一个成果。在立项的过程中,曾先后得到社科处有关领导的鼓励,得到公共卫生学院、哲学与社会发展学院、经济研究院等专家学者的建议和指导,在此一并表示衷心的感谢。本书的出版得到了"山东大学优秀学术著作出版资助",特此说明。

赵秀福

2013 年 12 月 29 日于山东大学